U0022842

無藥可醫

藏東/著

藏東先生簡介

藏東先生，1968 年出生於台北市。2008 年起，開始致力於推廣人生。從青少年時期，即應開始不斷深化體驗的三件事：

（一）保健常識實踐；

（二）生命智慧提昇；

（三）專業基礎涵養。

學歷證照：

（一）澳洲國立南澳大學企管碩士

（二）北京中國政法大學法律博士

（三）中國中醫科學院 高級針灸班結業

（四）台北護理學院 傳統整復實務班結業

（五）世界衛生組織（WHO）針灸醫師證書

（六）北京市高級保健按摩師職業資格證

（七）台北縣傳統整復員職業工會傳統整復員證書

（八）國立中正大學清江中心講師

個人著作：

（一）《企業風險管理》

（二）《企業商事仲裁策略模型的理論與實務》

（三）《知識產權保護模式研究》

（四）《商業策略管理》

（五）《無藥可醫》

藏東　序

現代醫學在診斷精確度、外科手術及傳染病控制等領域發展，有著輝煌成果。傳統醫學則擅長於疾病預防、症狀緩解、肢體復健、慢性病調養等。面對疾病或症狀，適時運用現代與傳統療法，已成為醫學發展趨勢。根據世界衛生組織（WHO）的定義，傳統醫學（Traditional Medicine，TM）是指單獨或綜合應用以植物、動物和礦物為主的藥物、精神療法、手法治療及經驗，維持健康或治療、診斷或預防疾病的多種健康實踐、方法、知識和信仰。有感於傳統醫學療效，過去十幾年來於工作閒暇之餘，經常和四處求診中、西醫師仍受無藥可醫之「苦」的親朋好友，分享、交流傳統醫學拍、敲、按、刮、揉的能量保健手法，以緩解他們身心所承受的「痛」楚。

現代醫學相信身體可以被分成不同的器官來治療，並為了抑制疾病而要患者吞服各種具副作用的化學合成藥品。對於外科手術後的疼痛，通常只用藥物壓制，而未能再運用經筋療法(Tendon Therapy)來緩解疼痛。也由於現代醫學對生命的認知與傳統醫學有所不同，因此現代醫學呈現出的是靜態、局部的生化面貌，傳統醫學則是動態、整體的能量觀發展。

誠如 2002 年在日內瓦舉行第 55 屆世界衛生大會上，WHO 所提出的發展傳統醫學全球策略目標：「提高公眾對傳統醫學的認識和瞭解、鼓勵和加強傳統醫學基礎科學的研究」所稱，讀者或可從認識和瞭解傳統醫學療法過程中，發現自身疾病或症狀的「無藥」、「可醫」之處。清雍正十年，程國彭先生於《醫學心悟》言：「病臥于床，委之庸醫，比于不慈不孝。是以為人父子者，不可以不知醫」，實發人深醒。

民國庚寅年　《無藥可醫》

吳謙　序

傷寒雜病論論曰：余每覽越人入虢之診，望齊侯之色，未嘗不慨然歎其才秀也！怪當今居世之士，曾不留神醫藥，精究方術，上以療君親之疾；下以救貧賤之厄；中以保身長全，以養其生。

但競逐勞勢，企踵權豪；孜孜汲汲，惟名利是務。崇飾其末，忽棄其本；華其外而悴其內，皮之不存，毛將安附焉？卒然遭邪風之氣，嬰非常之疾；患及禍至，而方震慄。

降志屈節，欽望巫祝：告窮歸天，束手受敗。賷百年之壽命，持至貴之重器，委付凡醫，恣其所措。咄搓嗚呼？厥身已斃，神明消滅，受為異物，幽潛重泉，徒為啼泣！痛夫舉世昏迷，莫能覺悟；不惜其命，若是輕生，被何榮勢之云哉？而進不能愛人知人，退不能愛身知己；遇災值禍，身居厄地；蒙蒙昧昧，意若游魂。

哀乎趨世之士，馳競浮華，不固根木，忘軀徇物，危若冰谷，至於是也！余宗族素多，向餘二百。建安紀年以來，猶未十稔，其死亡者三分有二，傷寒十居其七。

感往昔之淪喪，傷橫夭之莫救，乃勤求古訓，博採眾方。撰用：素問、九卷、八十一難、陰陽大論、胎臚藥錄，並平脈辨證，為傷寒雜病論，合十六卷。雖未能盡愈諸病，庶可以見病知源，若能尋余所集，思過半矣。

夫天布五行，以運萬類；人稟五常，以有五藏。經絡府俞，陰陽會通；玄冥幽微，變化難極。

自非才高識妙，豈能探其理致哉？上古有神農、黃帝、歧伯、伯高、雷公、少俞、少師、仲文；中世有長桑、扁鵲；漢有公乘陽慶及倉公；下此以往，未之聞也。

觀今之醫：不念思求經旨，以演其所知，各承家技，終始順舊，省疾問病，務在口給，相對斯復，便處湯藥，按寸不及尺，握手不及足，人迎趺陽，三部不參，動數發息，不滿五十，短期未知決診，九候曾無髣，明堂、闕、庭，盡不見察，所謂窺管而已。夫欲視死別生，實為難矣。

清乾隆　《醫宗金鑒》

程國彭　序

病臥於床，委之庸醫，比於不慈不孝。是以為人父子者，不可以不知醫。雖然，醫豈易知乎哉！知其淺而不知其深，猶未知也；知其偏而不知其全，猶未知也。以卑鄙管窺之見，而自稱神良，其差誤殆有甚焉。予少多病，每疾則纏綿難愈。因爾酷嗜醫學潛心玩索者有年，而四方求治者日益繁，四方從游者日益眾。然此衷常栗栗危懼，凡書理有未貫徹者，則晝夜追思；恍然有悟，即援筆而識之。歷今三十載，殊覺此道精微。

思貴專一，不容淺嘗者問津；學貴沉潛，不容浮躁者涉獵。蓋以上奉君親，中及友，下逮卑幼，性命攸關。其操術不可不工，其處心不可不慈，其讀書明理，不至於豁然大悟不止。

然心悟者，上達之機；言傳者，下學之要。二三子讀是書，而更加博覽群言，沉思力索，以造詣於精微之域，則心如明鏡，筆發春花，予以拯救蒼生，而藥無虛發，方必有功。仰體天帝好生之心，修証菩提普救之念俾閭閻昌熾，比戶安和，永杜夭札之傷，咸登仁壽之域。豈非業醫者所深快乎！況為父者知此可以言慈；為子者，知此可以言孝。以之保身而裕如，以之利人而各足，存之心則為仁術，見之事則為慈祥，尤吾道中所當景慕也。

清雍正　《醫學心悟》

陳歧　序

醫者意也。以我之意，揣病之情，始終洞悉，然後可以為醫。但天下之意有有本之意，有無本之意，無本者師心自用，未嘗有所聞見，妄而不可為訓也，有本者得之師資。鑒之往昔，論一症，訂一方，皆有上下千古之識。孟子有云，大匠誨人，能與人規矩，不能使人巧。孔子曰，吾道一以貫之。是知學道之功，始而求其中規，繼而求其能貫也。然中規之學在乎師，而能貫之功則在乎我，不博無以為約，不約無以為貫。

有一症，必有一症之理。以理思症，以症合理，方敢下手調治。又於今醫之中，一長可取者，虛心訪問，一一筆諸笥中，悠而游焉，漸積而久焉，古今之妙義，始得融會於吾心。不揣庸陋，妄蹈作述之咎，更訂十數餘次。苦志成書，將古今奧妙，深入而淺出，言近而指遠，高才視之，鮮不以為迂。然而病機之源流，治法之初終，俱莫遁乎是矣。

清康熙　《醫學傳燈》

汪昂　序

古人治病，藥有君臣，方有奇偶，劑有大小，此湯頭所由來也。仲景為方書之祖，其《傷寒論》中既曰太陽証、少陽証、太陰証、少陰証矣，而又曰麻黃証、桂枝証、柴胡証、承氣証等。不以病名病，而以藥名病。明乎因病施藥，以藥合証，而後用之，豈苟然而已哉！令人不辨証候，不用湯頭，率意任情，治無成法，是猶製器而廢準繩，行陣而棄行列，欲以已病卻疾，不亦難乎？蓋古人製方，佐使君臣，配合恰當；從治正治，意義深長。如金科玉律，以為後人楷則。惟在善用者，神而明之，變而通之，如淮陰背水之陣，諸將疑其不合兵法，而不知其正在兵法之中也。舊本有湯頭歌訣，辭多鄙率，義弗賅明，難稱善本。不揣愚瞽，重為編輯，並以所主病証括入歌中，間及古人用藥製方之意。某病某湯，門分義悉；理法兼備，體用具全；千古心傳，端在於此。實醫門之正宗，活人之彀率也。然古方甚多，難以盡錄。量取使用者，得歌二百首。正方、附方共三百有奇。蓋易則易知，簡則易從。以此提綱挈領，苟能觸類旁通，可應無窮之變也。是在善讀者加之意耳。

清康熙　《湯頭歌訣》

陳實功　序

歷下李滄溟先生嘗謂：醫之別內外也，治外較難於治內何者？內之症或不及其外，外之症則必根於其內也。此而不得其方，膚俞之疾亦膏肓之莫救矣。乃今古治外者豈少良法神術哉！或緣禁忌而秘於傳，或又蹈襲久而傳之訛，即無所訛，而其法術未該其全，百千萬症，侷於數方，以之療常症，且不免束手，設以異症當之，則病者其何冀焉。余少日即研精此業，內主以活人心，而外悉諸刀圭之法，歷四十餘年，心習方，目習症，或常或異，輒應手而愈。

雖微及岐黃之靈，肉骨而生死，不無小補於人間，自叩之靈台，則其思慮垂竭矣。既念余不過方技中一人耳，此業終吾之身，施亦有限，人之好善，誰不如我，可不一廣其傳，而僅韜之肘後乎？於是賈其餘力，合外科諸症，分門逐類，統以論，系以歌，淆以法，則微至疥癬，亦所不遺。而論之下從以注，見陰陽虛實之元委也；方之下括以四語，見君臣佐使之調停也；圖形之後，又綴以瘡名十律，見病不可猜、藥石之不可亂投也。他若針灸、若炮煉、若五戒十要、造孽報病之說，不啻詳哉其言之也，余心其益矣。

明萬歷　《外科正宗》

樓英 序

醫之為學，其道博，其義深，其書浩瀚，其要不過陰陽五行而已。蓋天以陰陽五行，化生萬物。其稟於人身者，陰陽之氣，以為血氣表裡上下之體；五行之氣，以為五臟六腑之質。由是人身具足而有生焉。然陰陽錯綜，五行迭運，不能無濃薄多少之殊。

故稟陰陽五行之氣濃者，血氣臟腑壯而無病；薄者，血氣臟腑怯而有病。陽多者，火多，性急而形瘦；陰多者，濕多，性緩而形肥。陽少者，氣虛、表虛、上虛，而易於外感；陰少者，血虛、裡虛、下虛，而易於內傷。況乎人以易感、易傷之軀，徇情縱欲，不適寒溫，由是正損邪客，而陰陽臟腑愈虛愈實，或寒或熱，而百病出焉。

故診病者，必先分別血氣表裡上下臟腑之分野，以知受病之所在；次察所病虛實寒熱之邪以治之。務在陰陽不偏傾，臟腑不勝負，補瀉隨宜，適其病所，使之痊安而已。然其道自軒、岐而下，仲景詳外感於表裡陰陽，丹溪獨內傷於血氣虛實，東垣扶護中氣，河間推陳致新，錢氏分明五臟，戴人熟施三法，凡歷代方書甚眾，皆各有所長耳。

故後世用歷代之方治病，或效、或不效者，由病名同、治法異，或中其長，或不中其長故也。姑舉一病言之，設惡熱病，熱病之名同也，其治之法異，四君治血實之熱也，四物治血虛之熱也，白虎治氣實之熱也，補中治氣虛之熱也，麻黃治表熱也，承氣治裡熱也，四逆治假熱也，柴胡治真熱也，瀉青、導赤、瀉白、滋腎、瀉黃治五臟熱而各異也，各能洞燭脈証，而中其肯綮，則皆效。其或實用虛法，虛用實法，表用裡法，裡用表法，真用假法，假用真法，則死生反掌之間，尚何責其效乎。

昧者不悟是理，泛用古今之方，妄試疑似之病，每致夭橫者不少矣。若是者，虛竊濟生之名，實所以害人之生，亂醫之真，孔子以鄉愿亂德為德之賊，斯則醫之賊也。暗損陰騭，神明不佑，可不謹哉！英爰自髫年，潛心斯道，上自《內經》，下至歷代聖賢書傳，及諸家名方，晝讀夜思，廢餐忘寢者三十餘載，始悟千變萬化之病態，皆不出乎陰陽五行。蓋血氣也，表裡也，上下也，虛實也，寒熱也，皆一陰陽也；五臟也，六腑也，十二經也，五運六氣也，皆一五行也。

明嘉靖　《醫學綱目》

汪機　序

凡所點穴，不必揣按，雖隔衣針亦每中其穴也。語李則曰，用意精專，凡所用穴，必須折量，以墨點記，方敢始下針也。余嘗論之，淩則尚乎簡略，李則尚乎謹密。取穴之法，簡略者終不及謹密者之的確也。但素、難所論針灸，必須察脈以審其病之在經在絡，又須候氣以察其邪之已至未來，不知二家之術，亦皆本於素、難否乎。客曰，皆非吾之所知也。余因有感，乃取靈樞、素、難及諸家針灸之書，窮搜博覽，遇有論及針灸者，日逐筆錄，積之盈篋，不忍廢棄。因復序次其說，設為問難以著明之，遂用裝潢成帖，名曰針灸問對，以便老景之檢閱焉。庶或亦有補於針灸之萬一也，後之精於此者，尚惟改而正之。幸甚。

明嘉靖　《針灸問對》

滑壽 序

人為血氣之屬，飲食起居，節宜微爽，不能無疾。疾之感人；，或內或外，或小或大，為是動，為所生病，咸不出五臟六腑，手足陰陽。聖智者興，思有以治之，於是而入者，於是而出之也。上古治病，湯液醪醴為甚少，其有疾，率取夫空穴經隧之所統繫。視夫邪之所中，為陰，為陽，而灸刺之，以驅去其所苦，觀內經所載服餌之法纔一二，為灸者四三，其他則明鍼刺，無慮十八九。鍼之功，其大矣。

厥後方藥之說肆行，鍼道遂寢不講，灸法亦僅而獲存。鍼道微而經絡為之不明，經絡不明，則不知邪之所在。求法之動中機會，必捷如響，亦難矣。亦欲使天下之為治者。視天下之疾，有以究其七情六淫之所自，及有以察夫某為某經之陷下也。某為某經之虛若實，可補瀉也。某為某經之表裏，可汗可下也。鍼之，灸之，藥之，餌之，無施不可，俾免夫嚬蹙呻吟，抑已備矣。

元　《十四經絡發揮》

劉完素 序

陰陽變化之道，所謂木極似金，金極似火，火極似水，水極似土，土極似木者也。故《經》曰：「亢則害，承乃製。」謂已亢過極則反似勝己之化也。俗未之知，認似作是，以陽為陰，失其意也。故《經》曰：「夫五運陰陽者，天地之道也，萬物之綱紀，變化之父母，生殺之本始，神明之府也。可不通乎？」《仙經》曰：「大道不可以籌算，道不在數故也。可以籌算者，天地之數也。若得天地之數，則大道在其中矣。」

觀夫醫者，唯以別陰陽虛實，最為樞要，識病之法，以其病氣歸於五運六氣之化，明可見矣。蓋求運氣言象之意，而得其自然神妙之情理。《易》曰：「書不盡言，言不盡意，設卦以盡情偽，系辭焉以盡其言，變而通之以盡利，鼓之舞之以盡神。」《老子》曰：「不出戶知天下，不窺牖見天道。其出彌遠，其知彌少。」蓋由規矩而取方員也。夫運氣之道者，猶諸此也。

金　《素問玄機原病式》

陳自明　序

凡癰疽之疾，比他病最酷，聖人推為雜病之先。自古雖有瘍醫一科，及鬼遺等論，後人不能深究，於是此方淪沒，轉乖迷涂。今鄉井多是下甲人，專攻此科。然沾此疾，又多富貴者。《內經》云：大凡癰瘡，多失於膏粱之人。仆家世大方脈，每見沾此疾者十存一二，蓋醫者少有精妙能究方論者。聞讀其書，又不能探賾素隱，及至臨病之際，倉卒之間，無非對病閱方，遍試諸藥。況能療癰疽、持補割、理折傷、攻牙療痔，多是庸俗不通文理之人，一見文繁，即使厭棄。

病家又執方論，以詰難之，遂使醫者鼯鼠技窮，中心惶惑，當下不下，悠悠弗決，遷延日久，遂令輕者重，重者死。又多見生疽之人，隱諱者眾，不喜人言是癰疽發疾，但喜云只是小小癤毒而已，及至孔洪，遂致不救。又有病家猜鄙，吝其所費浩瀚，不肯請明了之醫，而甘心委命於庸俗之手。或有醫者，用心不臧，貪人財利，不肯便投的當伐病之劑，惟恐效速而無所得，是禍不極，則功不大矣。又有確執一二藥方，而全無變通者。又有當先用而後下者；當後用而先下者。多見一得疾之初，便令多服排膿內補十宣散，而及增其疾。此藥是破後排膿內補之藥，而洪內翰未解用藥之意，而妄為序跋，以誤天下後世者眾矣。

陳無擇云：當在第四節用之是也。又有得一二方子，以為秘傳，惟恐人知之，窮貴之人不見藥味而不肯信服者多矣。又有自知眾人嘗用已效之方，而改易其名，而為秘方，或妄增藥味以惑眾聽，而返無效者，亦多矣。此等之徒，皆含靈之巨賊，何足相向！又有道聽涂說之人，遠來問病，白逞了了，詐作明能，談說異端，或云是虛，或云是實，出示一方，力言奇效，奏於某處。此等之人，皆是貢諛。其實皆未曾經歷一病，初無寸長，病家無主，易於搖惑，欲於速效，又喜不費資財，更不待醫者商議，可服不可服，即欲投之，倏然至禍，各自走散。古人云：貧無達士將金贈，病有閑人說藥方，此世之通患，歷代不能革。

凡癰疽之疾，真如草寇，不守律法，出意凶暴，待之稍寬，殺人縱火，無可疑者。凡療斯疾，不可以禮法待之，仍要便服一二緊要經效之藥，把定臟腑，外施針灸，以泄毒瓦斯。其勢稍定，卻乃詳觀方論，或命醫者，詳察定名。是癰是疽，是虛是實，是冷是熱，或重或輕，對証用藥，毋失先後次序。病者不必憂惶，醫者確執己見，不可妄立名色，愴惶惑亂，收效必矣。

南宋　《外科精要》

孔志約　序

蓋聞天地之大德曰生，運陰陽以播物；含靈之所保曰命，資亨育以盡年。蟄穴棲巢，感物之欲之道方滋。而五味或爽，時昧甘辛之節；六氣斯，易愆寒燠之宜。中外交侵，形神分戰。飲食伺釁，成腸胃之眚；風濕候隙，遘手足之災。幾纏膚腠，莫知救止；漸固膏肓，期於夭折。暨炎暉紀物，識藥石之功；雲瑞名官，窮診候之術。草木咸得其性，鬼神無所遁情。刳麝犀，驅泄邪惡；飛丹煉石，引納清和。大庇蒼生，普濟黔首邁財成，日用不知，於今是賴。

至如重建平之防己，棄槐裡之半夏。秋采榆人，冬收雲實。謬粱、米之黃白，混荊子之牡、蔓。異繁蔞於雞腸，合由跋於鳶尾。防葵、野狼毒，妄曰同根；鉤吻、黃精，引為連類。鉛、錫莫辨，橙、柚不分。凡此比例，蓋亦多矣。自時厥後，以迄於今，雖方技分鑣，名醫繼軌，更相祖述，罕能厘正。乃復採杜蘅於及己，求忍冬於絡石。捨陟厘而取藤，退飛廉而用馬薊。承疑行妄，曾無有覺。疾瘵多殆，良深慨嘆。竊以動植形生，因方舛性；春秋節變，感氣殊功。離其本土，則質同而效異；乖於採摘，乃物是而時非。

唐　《新修本草》

孫思邈　序

大聖神農氏憫黎元之多疾，遂嘗百藥以救療之，猶未盡善。黃帝受命，創製九針，與方士岐伯、雷公之倫，備論經脈，旁通問難，詳究義理，以為經論，故後世可得依而暢焉。春秋之際，良醫和緩，六國之時，則有扁鵲，漢有倉公，仲景，魏有華佗，並皆探賾索隱，窮幽洞微，用藥不過二三，灸炷不逾七八，而疾無不愈者。

晉宋以來，雖復名醫間出，然治十不能愈五六，良由今人嗜欲太甚，立心不常，淫放縱逸，有闕攝養所致耳。余緬尋聖人設教，欲使家家自學，人人自曉。君親有疾不能療之者，非忠孝也。末俗小人，多行詭詐，倚傍聖教而為欺，遂令朝野士庶咸恥醫術之名。多教子弟誦短文，构小策，以求出身之道。醫治之術，闕而弗論，吁可怪也。嗟乎！深乖聖賢之本意。吾幼遭風冷，屢造醫門，湯藥之資，罄盡家產。所以青衿之歲，高尚茲典；白首之年，未嘗釋卷。至於切脈診候，採藥合和，服餌節度，將息避慎，一事長於己者，不遠千裡伏膺取決。

至於弱冠，頗覺有悟，是以親鄰國中外有疾厄者，多所濟益。在身之患，斷絕醫門，故知方藥本草不可不學。吾見諸方部帙浩博，忽遇倉猝，求檢至難，比得方訖，疾已不救矣。嗚呼！痛夭枉之幽厄，惜墮學之昏愚，乃博採群經，刪裁繁重，務在簡易，以為《備急千金要方》一部，凡三十卷。雖不能究盡病源，但使留意於斯者，亦思過半矣。

以為人命至重，有貴千金，一方濟之，德逾於此，故以為名也。未可傳於士族，庶以貽厥私門。張仲景曰：當今居世之士，曾不留神醫藥，精究方術，上以療君親之疾，下以救貧賤之厄，中以保身長全，以養其生。而但競逐榮勢，企踵權豪，孜孜汲汲，唯名利是務，崇飾其末，而忽棄其本，欲華其表而悴其內，皮之不存，毛將安附？

進不能愛人知物，退不能愛躬知己，卒然遇邪風之氣，嬰非常之疾，患及禍至而後震栗。身居厄地，蒙蒙昧昧，戇若游魂，降志屈節，欽望巫祝，告究歸天，束手受敗。百年之壽命，將至貴之重器，委付庸醫，恣其所措，咄嗟喑嗚，厥身已斃，神明消滅，變為異物，幽潛重泉，徒為涕泣。夫舉世昏迷，莫能覺悟，自棄若是，夫何榮勢之云哉。此之謂也。

唐　《備急千金要方》

皇甫謐　序

夫醫道所興，其來久矣。上古神農始嘗草木而知百藥。黃帝咨訪岐伯、伯高、少俞之徒，內考五臟六腑，外綜經絡血氣色候，參之天地，驗之人物，本性命，窮神極變，而針道生焉。其論至妙，雷公受業傳之於後。伊芳尹以亞聖之才，撰用《神農本草》以為湯液。中古名醫有俞跗、醫緩、扁鵲，秦有醫和，漢有倉公。其論皆經理識本，非徒診病而已。

《易》曰：觀其所聚，而天地之情事見矣。況物理乎？事類相從，聚之義也。夫受先人之體，有八尺之軀，而不知醫事，此所謂游魂耳。若不精通於醫道，雖有忠孝之心，仁慈之性，君父危困，赤子涂地，無以濟之，此固聖賢所以精思極論盡其理也。

魏晉　《針灸甲乙經》

目　次

下篇　症狀緩解技術

上篇　能量保健手法

前言　保健原理

一、能量系統

人體能量系統（圖一），主要由體外作用場與人體經絡（Meridian）能量組成，人體經絡與體內之五臟六腑、神經系統、肢體、九竅、皮毛、筋肉等部位相聯繫。人體經絡其大者為經脈，經脈的分支為絡脈。人體經絡與身體表面交會之處即是經穴所在，內臟若有疾病，在相關身體表面就會有徵兆。人體經絡循行途徑是由身體各部位經穴穴位聯結所成，體外作用場與人體經絡的能量聯結性，稱之為「映射質」（Mapping Material）。傳統醫學有關金、木、水、火、土、澤、風、雷等能量象徵意義，作者依照其對應的物理化學特性，將經絡能量分別歸屬為延展能量、儲存能量、上升能量、傳導能量、催化能量、下降能量、聚合能量及發散能量等，並將上述八種能量型態與拍、敲、按、刮、揉五種保健手法融合運用，稱之為能量保健手法，見圖一。

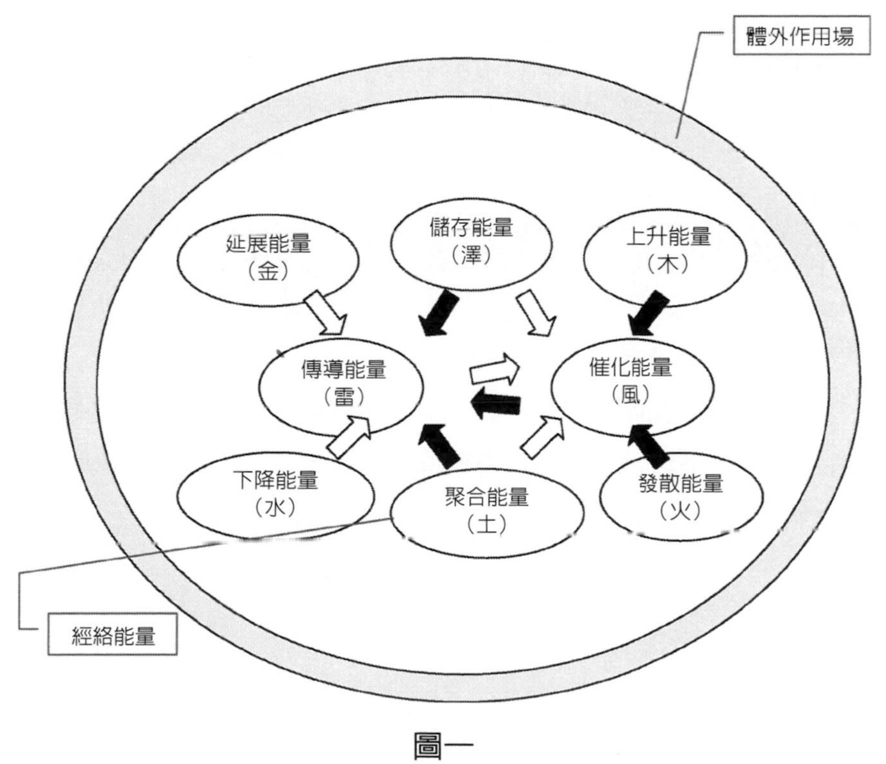

圖一

二、能量維度

能量保健手法是運用不同的能量導引方法，例如：刮痧、指壓、推拿、拍打、敲擊、拉筋、針刺、砭刺、艾灸、拔罐、氣功、意念等，及用不同強度、角度、方向及時間等維度組合方法來刺激體表穴位時，引發經絡產生雙向量或多向量的時間性、化學性或物理性的能量映射質（Mapping Material），以啟動、凝聚體內氣血能量，並激發或輔助體內器官產生內分泌物質。例如，足部經絡傳遞途徑為足、脊髓、大腦，而脊髓又與各臟腑器官相聯繫，因此足部經絡與體外作用場交會處受到刺激時，映射質即進行轉化使體外作用場與各臟腑器官聯結。

當以手指觸摸皮膚時，找到特別感覺刺痛或酸麻的經穴位置施以治療，對相關症狀即會有一定療效，因為他是體外作用場與體表經絡穴位的交會處，稱之為能量映射點（Mapping Point）。例如，足部心臟映射點凹陷可能為冠狀動脈功能問題，子宮映射點觸之有結節、凸起物，可能有子宮肌瘤問題等。體外作用場與身體的海底輪、臍輪、太陽輪、心輪、喉輪、眉心輪、頂輪交會處，稱之為能量映射區（Mapping Area）。

一般人體經穴圖中所顯示的經穴位置，只是供作參考識別體內經絡脈和穴位基本工具而已。以圖的基本經穴為中心，仔細查看周圍皮膚及皮下組織的狀態，才能找出對自身有效的能量映射點與映射區。

三、能量轉化

讓您的每日至少「肺」服氣六次，每一次請用鼻：「吸氣三口、再吸氣三口、用勁吸氣三口」；然後用嘴：「吐氣三口、再吐氣三口、用勁吐氣三口」。將有助於您每日擁有舒活心情！

吐氣時，若還能按下述能量時間（表一）運用不同的口型吐氣，使身體能量映射質、能量映射點及能量映射區進行能量組合與轉換，將可有效提供您身體保健與症狀緩解所需的能量。

表一　吐氣時間

循行時辰	經絡名稱	吐氣口型
21 點至 03 點	肝、膽	「噓」
03 點至 07 點	肺、大腸	「戲」
07 點至 11 點	胃、脾	「呼」
11 點至 15 點	心、小腸	「科」
15 點至 19 點	膀胱、腎	「吹」
19 點至 23 點	心包、三焦	「西」

四、能量導引

本書第一章到第四章所介紹的多種能量導引保健手法，分別以小圓圈、箭頭、大圓圈等圖形標示。其代表的按壓、刮、揉、拍、敲等引導引能量手法圖解說明如下：

● 按壓

以拇指、食指、中指或圓錐形器具為主，器具表面須光滑。按壓時吐氣，約 6 秒鐘後再吸氣。（心中默數 001、002、003、004、005、006……）

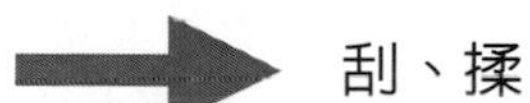

刮、揉

在刮拭或揉按部位塗上礦泉水，潤滑皮膚。若使用刮拭工具表面須光滑。刮拭、揉按以感覺舒適即可。

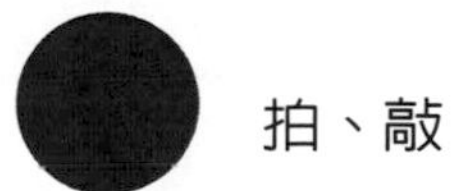

拍、敲

以手掌或拳頭輕敲或輕拍，感覺舒適即可。

本書所有內容僅供參考，任何健康問題應先諮詢合格醫師。

第一章　頭肩保健

一、憂鬱症

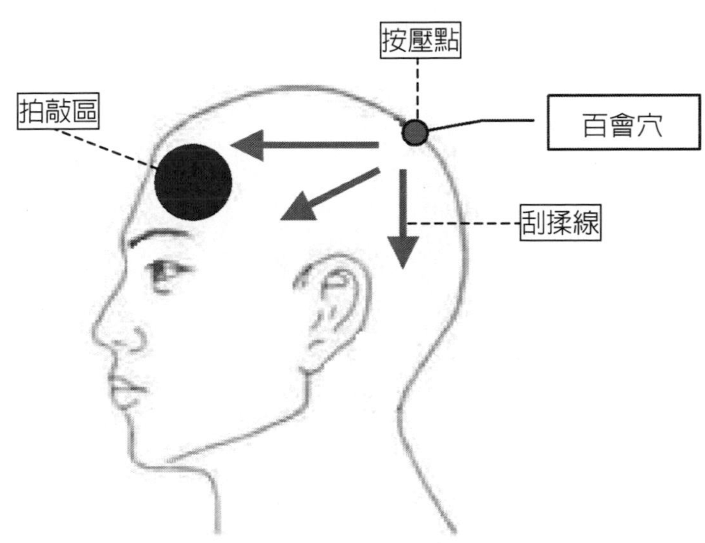

輔助預防：

1、中風（apoplexy）

2、神經衰弱（neurasthenia）

3、腦貧血（cerebral anemia）

4、鼻孔閉塞（nasal obstruction）

5、脫肛（prolpase of the anus）

二、頭痛

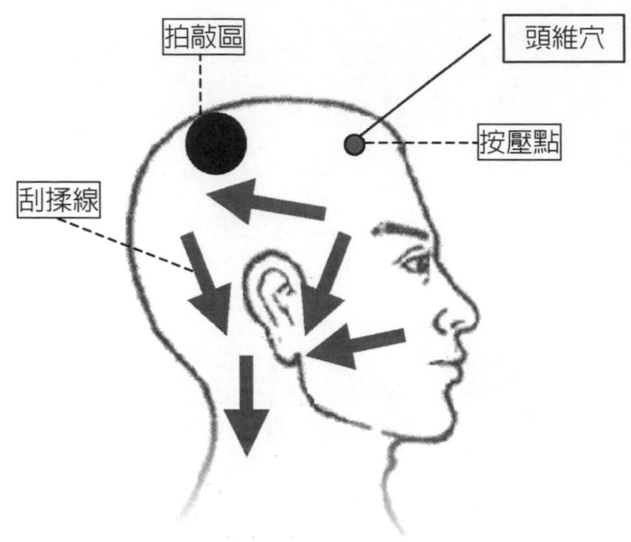

輔助預防：

1、腦充血（cerebral congestion）

2、前額神經痛（forehead neuralgia）

3、膿漏性結膜炎（purulent conjunctivitis）

4、面部神經麻痺（facial nerve paralysis）

三、鼻塞

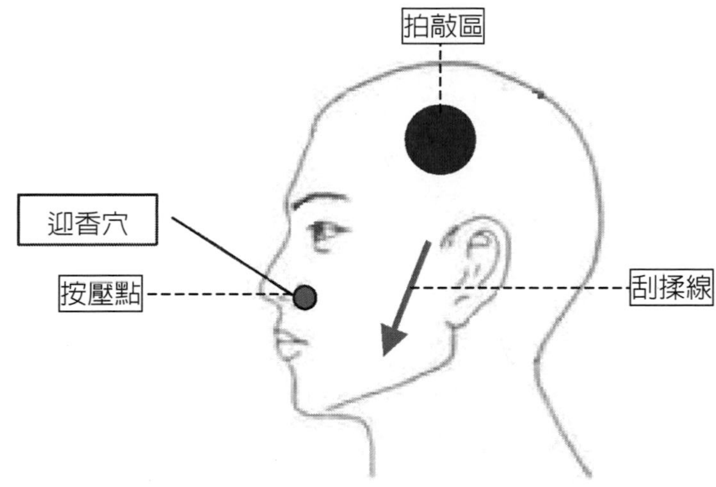

輔助預防：

1、鼻腔閉塞（nasal obstruction）

2、顏面神經麻痹（facial palsy）

3、顏面組織炎

4、喘息（panting）

5、唇腫痛

四、肩痛

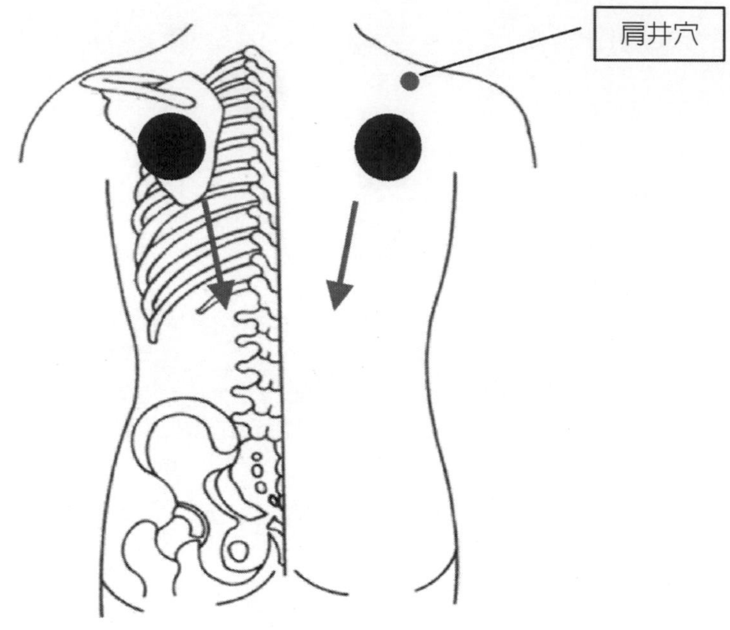

輔助預防：

1、半身不遂（Hemiplegia）

2、副神經麻痺（Accesoriss nerve palsy）

3、乳腺炎（Mastitis）

4、腦充血（Cerebral congestion）

5、腦貧血（Cerebral anemia）

五、落枕

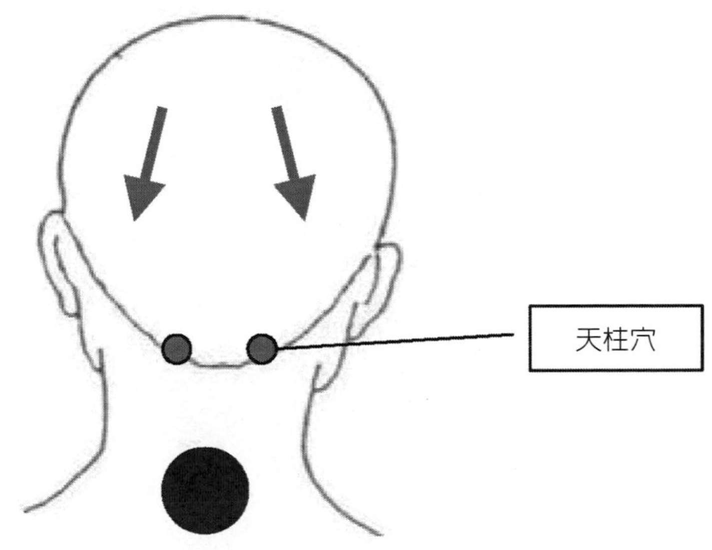

輔助預防：

1、咽喉炎（angina）

2、頭痛（headache）

3、神經衰弱（neurasthenia）

4、鼻腔閉塞（nasal obstrution）

5、嗅覺減退（defervescence of olfactory sensation）

六、三叉神經痛

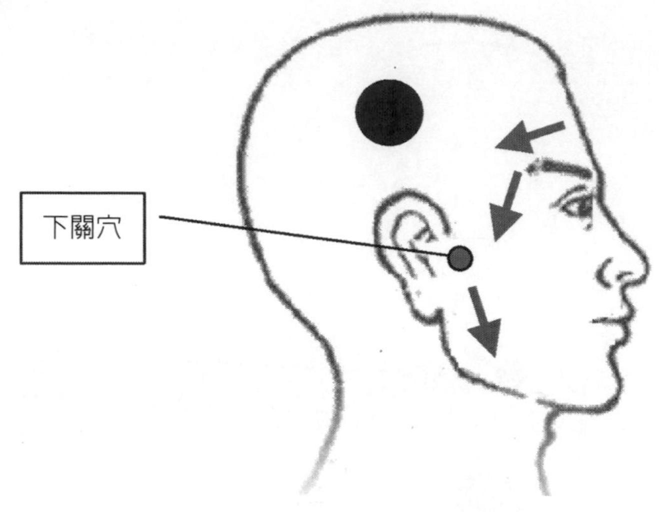

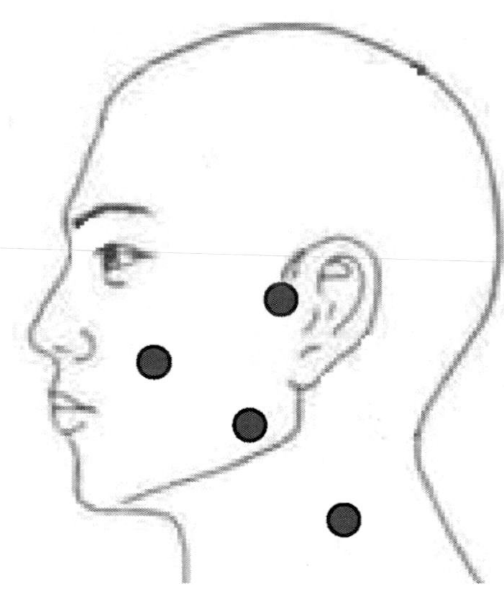

七、失眠

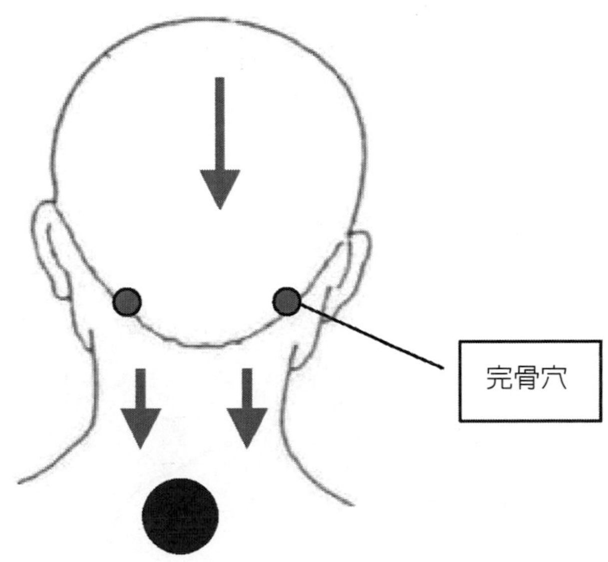

八、體虛

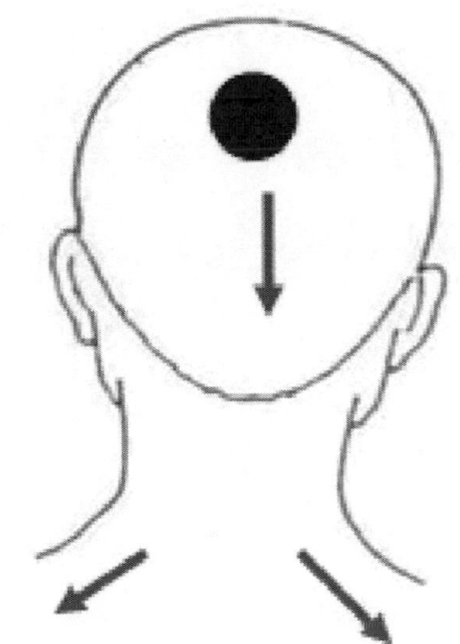

輔助預防：

1、感冒（common cold）

2、間歇熱（algid fever）

3、肺氣腫（plumonary emphysema）

4、黃疸（jaundice）

5、癲癇熱病（convulsion cased by high fever）。

九、哮喘

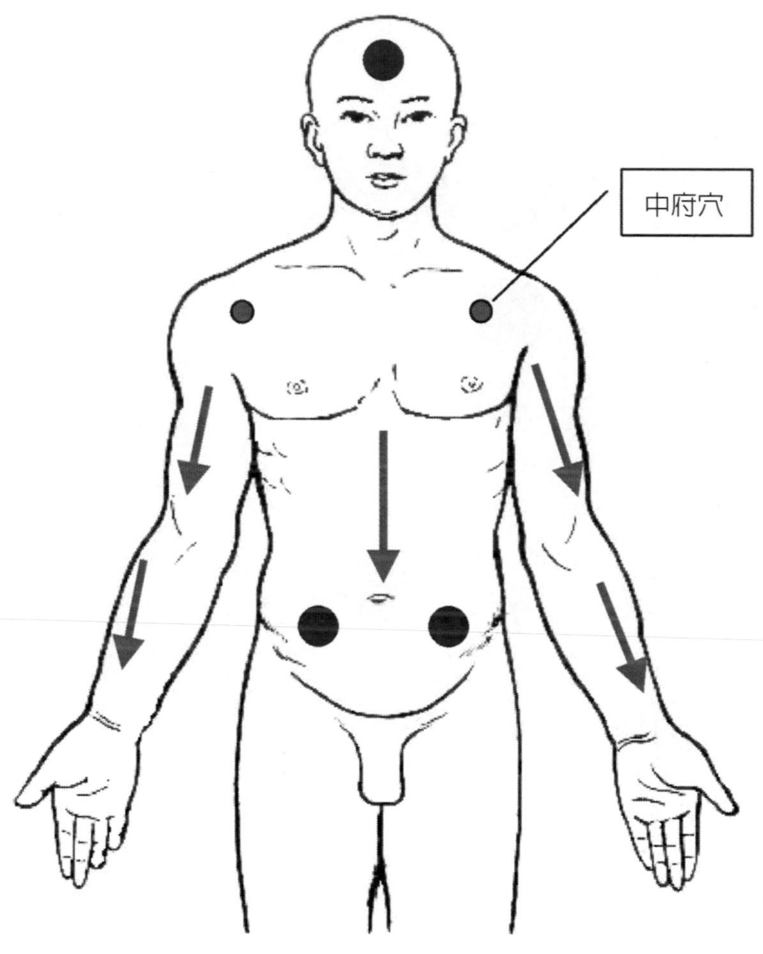

十、近視

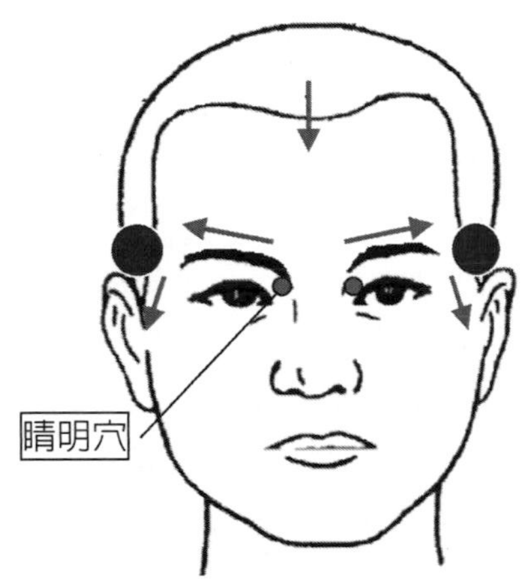

十一、暈眩

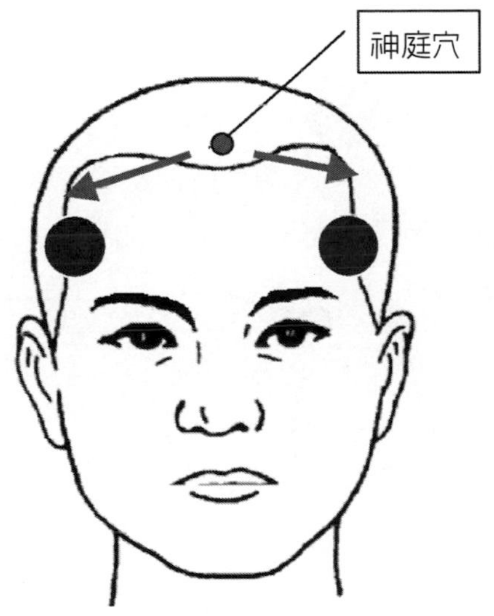

十二、高血壓

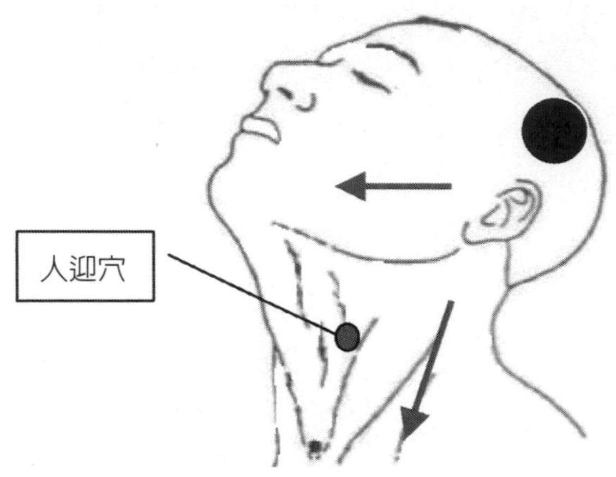

十三、感冒

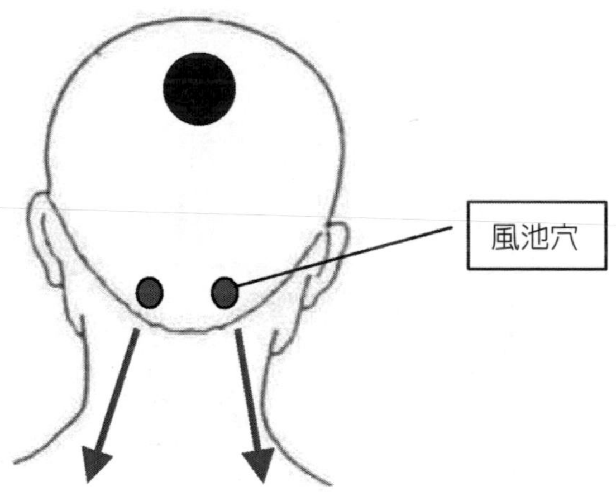

十四、白內障

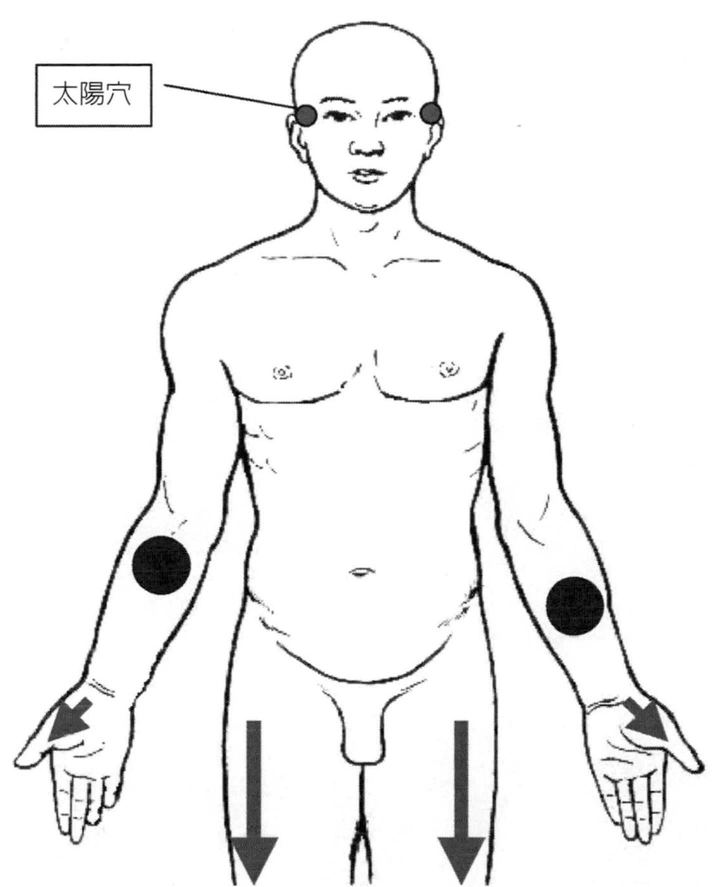

十五、眼針（麥粒腫）

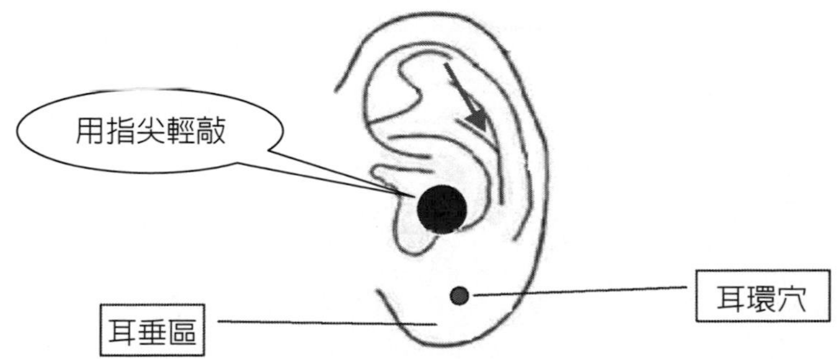

註：將耳垂揉捏、搓熱，然後再向下拉，使之發熱，對頭、額、眼、舌、牙、面頰等有保健功用。

十六、四肢痛

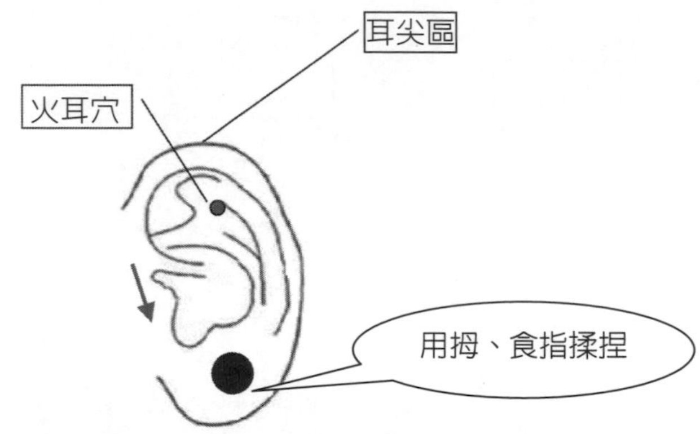

註：用拇、食指揉捏耳尖，然後再往上提拉，使之發熱，對生殖器、足部、踝、膝、胯關節等有保健功用。

十七、神經衰弱

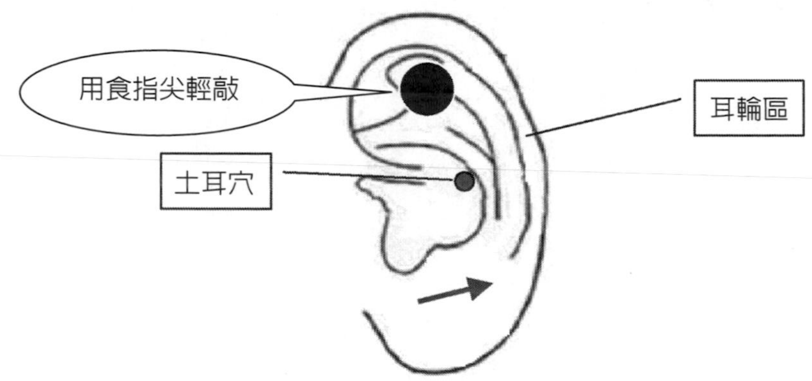

註：拇、食指沿耳輪上下來回按壓、揉捏，使之發熱，然後向外拉，對頸椎、腰椎、胸椎、腰骶椎、肩、肘等有保健功用。

十八、腎虧

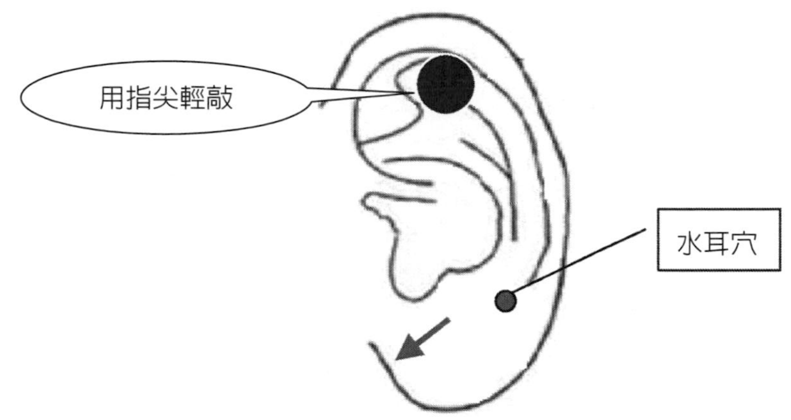

十九、偏頭痛

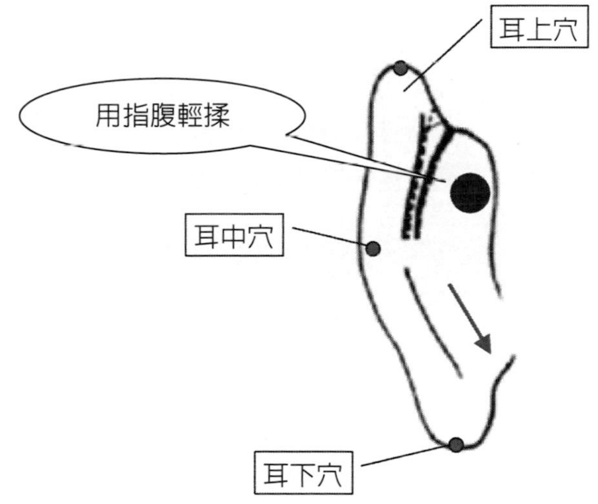

二十、結膜炎（紅眼症）

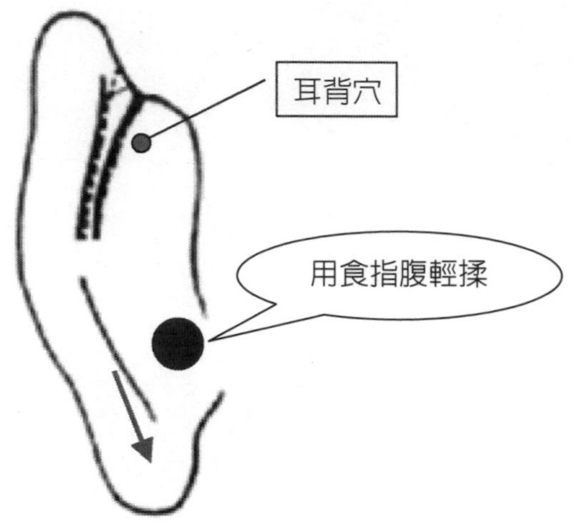

二十一、腰脊椎骨彎曲

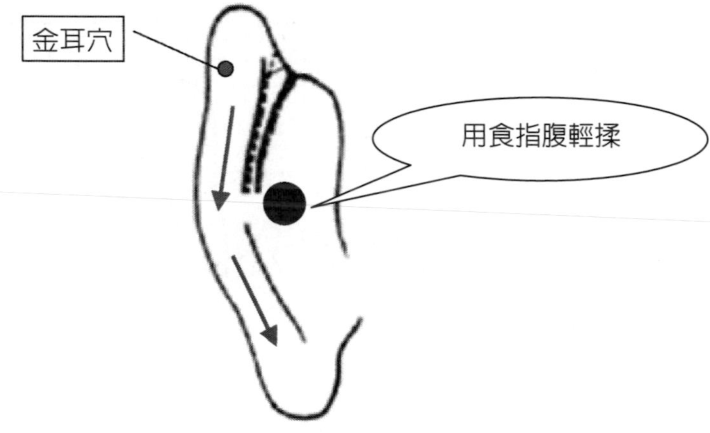

二十二、肝硬化

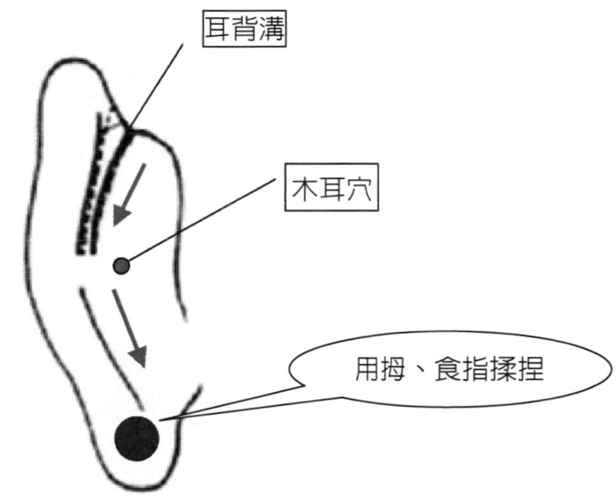

二十三、精神失常

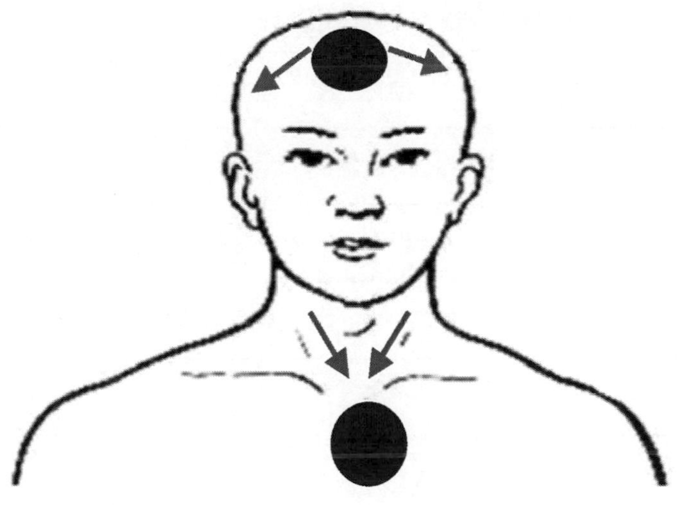

附錄

一、服用中藥禁忌

一般禁忌
1.冰、竹筍、糯米、辣椒
2.服用中藥時，須與西藥或茶間隔兩小時

症狀	忌諱
肺病	忌茄子、酒、煙
心臟病	忌油膩食物、動物性脂肪
高血壓	忌煙酒、油泥及重鹽食物、情緒激動、沐浴高溫
肝病	忌芹菜、動物內臟、油膩食物、酒
腎病	忌雞、鴨腳、過鹹食物、酒
失眠	忌過食肉品、動物內臟、過燥食物
中風	忌蝦、高膽固醇食物
皮膚病	忌酒、牛乳、鴨蛋、竹筍、香菇、花生、芒果、海產類、過燥食品
風濕病	忌豆類、動物內臟、蛋、肌肉、油炸類、香蕉、木瓜
骨折治癒及筋骨疲痛	忌香蕉
胃病	忌糯米、香蕉、檳榔、油炸物
面皰	忌豬腳、豬耳、過燥食品、油炸物
減肥	忌米、麵、糖份含量高的食品、蛋糕、白色蔬菜、含糖份高的水果及飲料

二、生理時鐘表

時段	時期	工作
午夜 12：00～ ：00	淺眠期	多夢而敏感，身體不適者易在此時痛醒
凌晨 1：00～2：00	排毒期	此時肝臟為排除毒素而活動旺盛，應讓身體進入睡眠狀態，讓肝臟得以完成代謝廢物
凌晨 3：00～4：00	休眠期	重症病人最易發病的時刻，常有患病者在此時死亡，熬夜最好勿超過這個時間
上午 9：00～11：00	精華期	此時為注意力及記憶力最好，且工作與學習的最佳時段
中午 12：00～1：00	午休期	最好靜坐或閉目休息一下再進餐，正午不可飲酒，易醉又傷肝哦！
下午 2：00～3：00	高峰期	是分析力和創造力得以發揮淋漓盡致的極致時段！
下午 4：00～5：00	低潮期	體力耗弱的階段，最好補充水果來解饞，避免因肌餓而貪食致肥胖
下午 5：00～6：00	鬆散期	此時血糖略增，嗅覺與味覺最敏感，不妨準備晚膳來提振精神
晚上 7：00～8：00	暫憩期	最好能在飯後三十分鐘去散個步，放鬆一下，紓解一日的疲倦困頓
晚上 8：00～10：00	夜休期	此為晚上活動的巔峰時段，建議您善用此時進行商議，進修等需要思考周密的活動
晚上 11：00～12：00	夜眠期	經過鎮日忙碌，此時應該放鬆心情進入夢鄉，千萬別讓身體過度負荷，那可得不償失

資料來源：行政院衛生署中醫藥委員會

第二章　上肢保健

一、腰扭傷

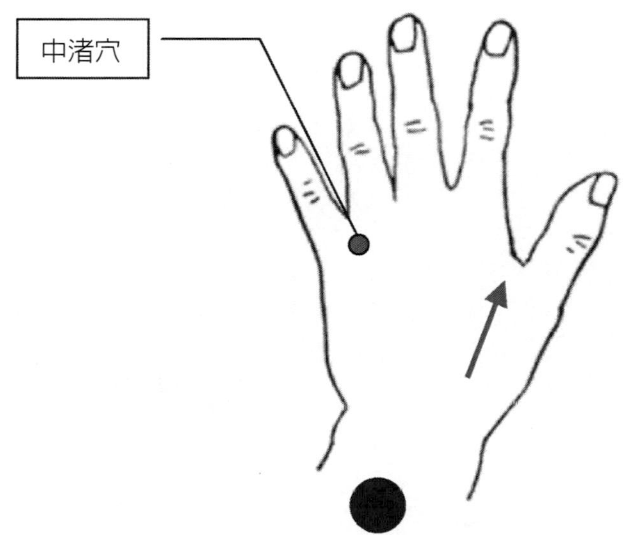

輔助預防：

1、耳鳴（tinnitus）

2、關節炎（arthritic）

3、頭痛（headache）

4、眩暈（vertigo）

5、肱神經痛（brachial neuralgia）

二、心悸

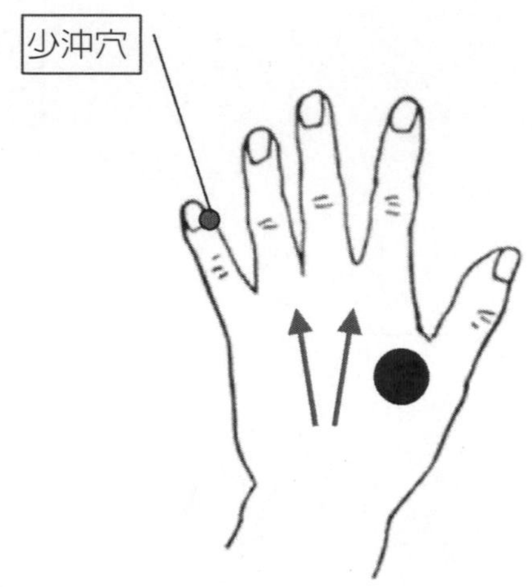

三、老人斑

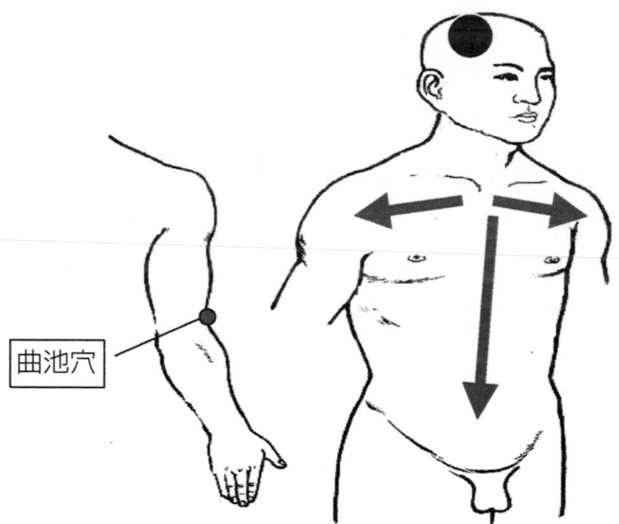

輔助預防：

1、臂肘神經痛

2、肩胛神經痛（Scapula neuralgia）

3、半身不遂（Hemiplegia）

4、腦充血（Cerebral congestion）

5、扁桃腺炎（Tonsilitis）

四、痔瘡

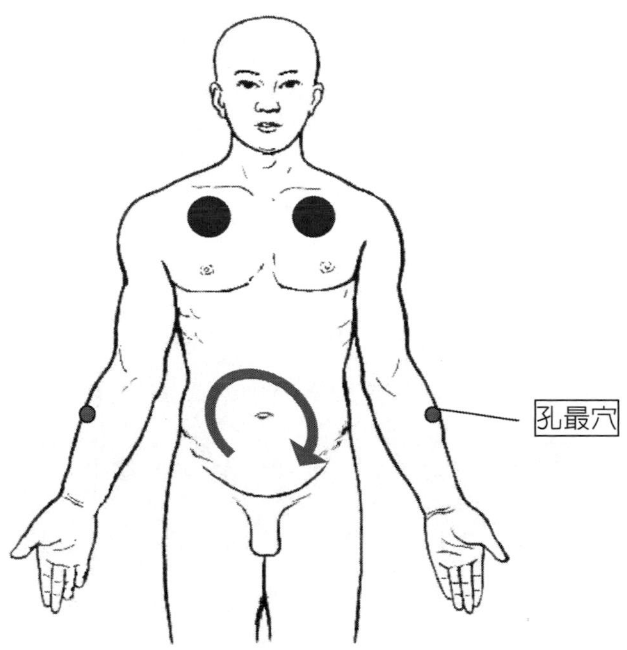

五、五十肩

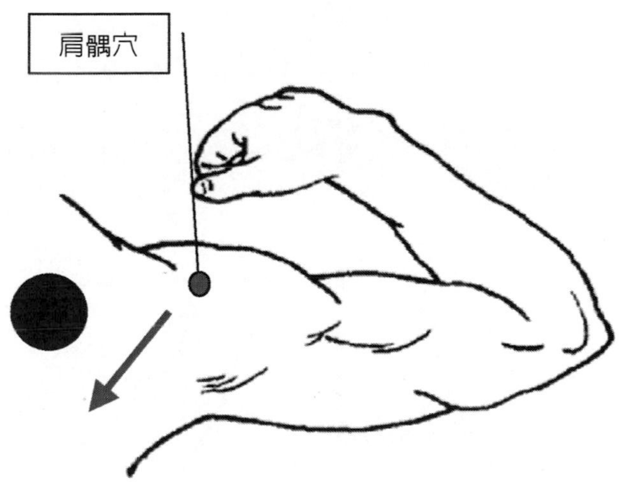

六、耳內痛

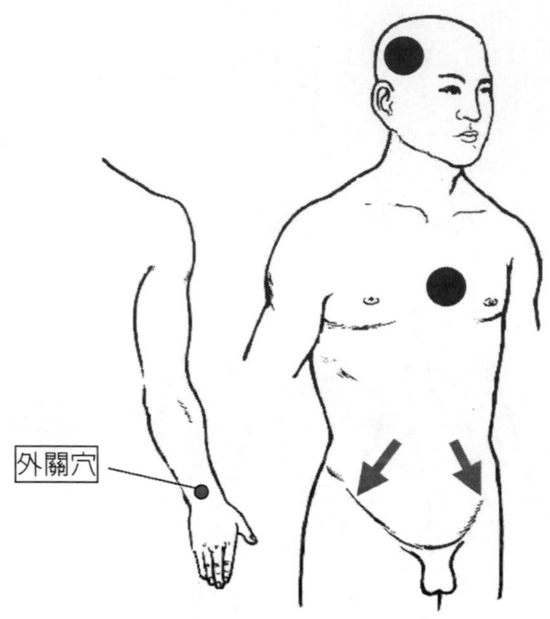

七、喉嚨痛

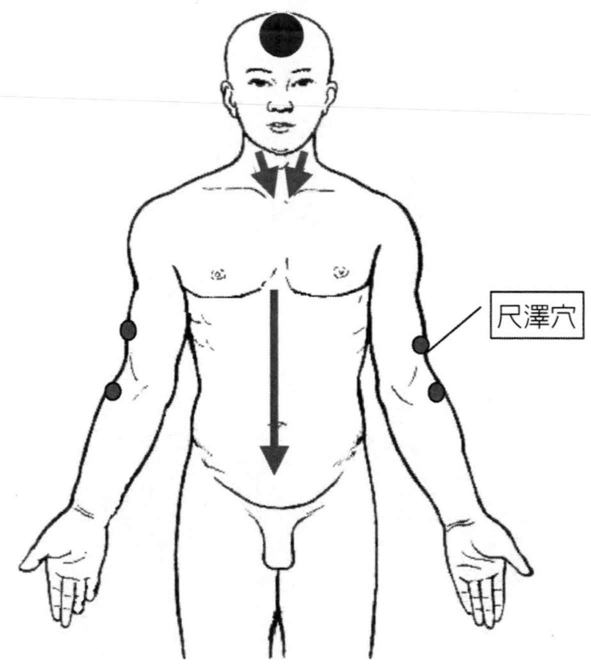

八、牙痛

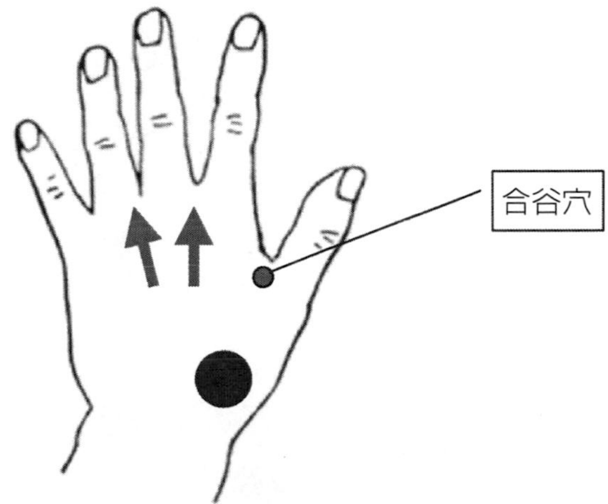

輔助預防：

1、耳聾（deafness）

2、耳鳴（tinnitus aurium）

3、視力缺乏（visual defect）

4、痰阻塞（sputumcoction）

5、失眠（insomnia）

九、中風

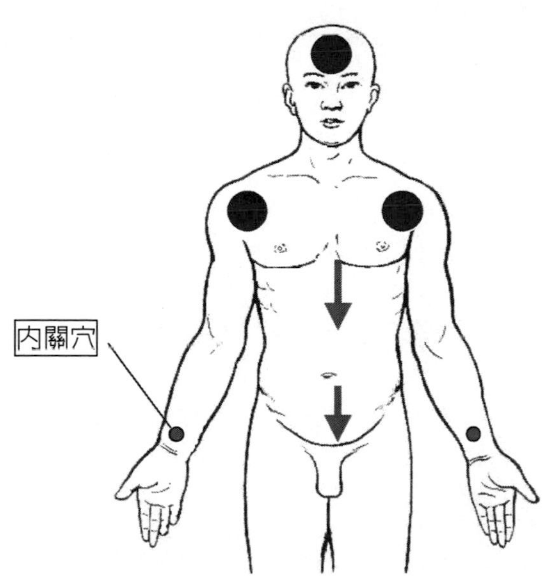

十、肌肉萎縮

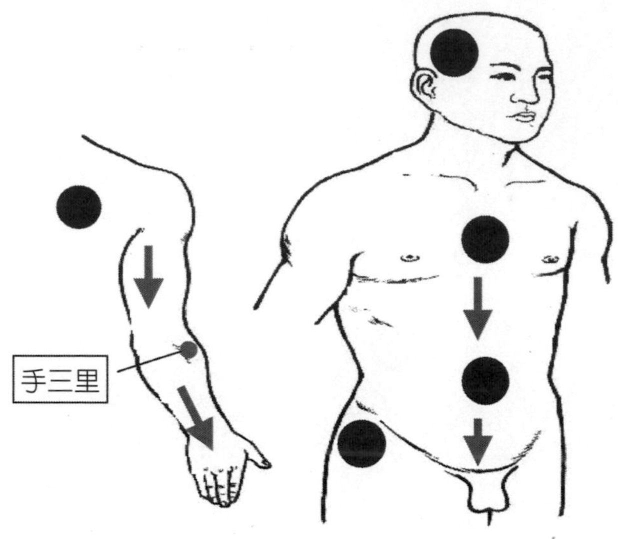

輔助預防：

1、腦溢血（cerebral congestion）

2、齒痛（toothache）

3、耳下腺炎（parotitis）

4、半身不遂（hemiplegia）

5、顏面神經麻痺（facial paralysis）

十一、胸腹腫塊

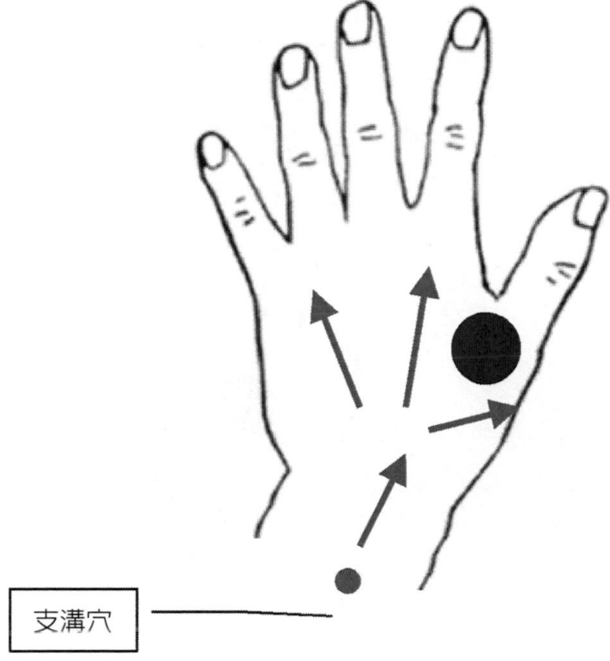

輔助預防：

1、心臟炎（carditis）

2、胸膜炎（pleurisy）

3、肱神經痛（brachial neuralgia）

4、肋間神經痛（intercostal neuralgia）

5、產後血暈

十二、腦瘤

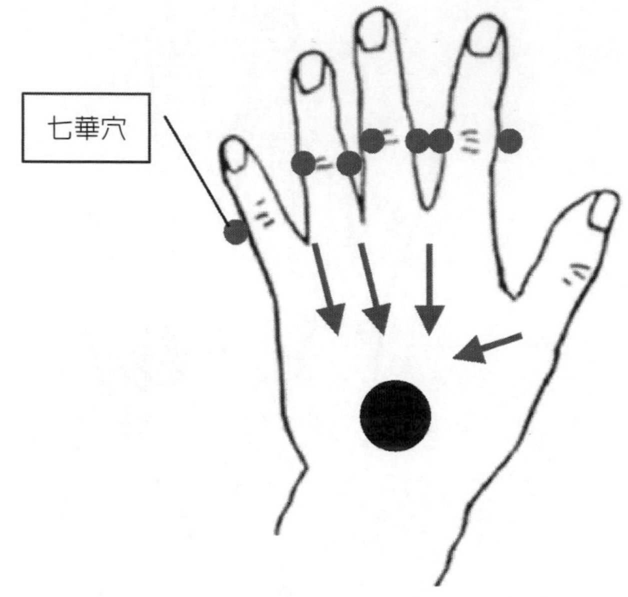

註：七華穴

1.手背中指第二節橫紋內、外側

2.手背食指第二節橫紋內、外側

3.手背無名指第二節橫紋內、外側

4.手背小指第二節橫紋外側

十三、角膜炎

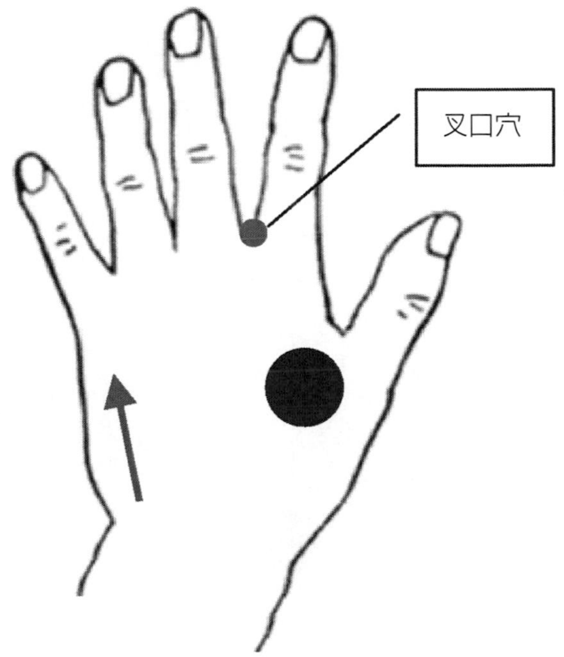

十四、胰臟炎

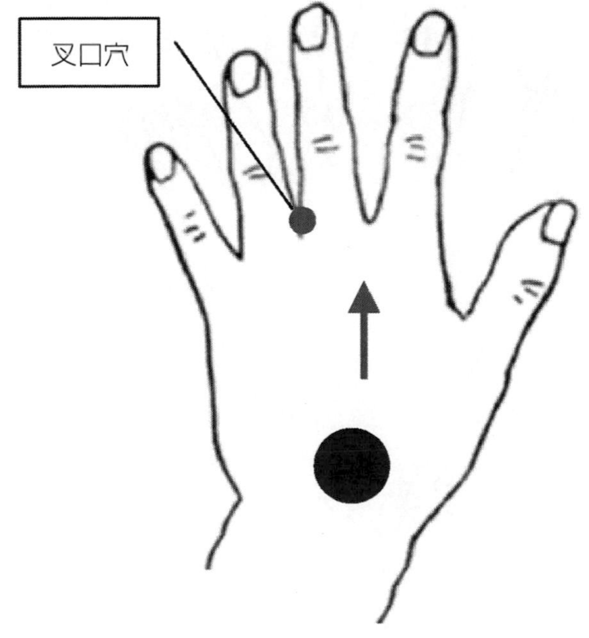

十五、長骨刺

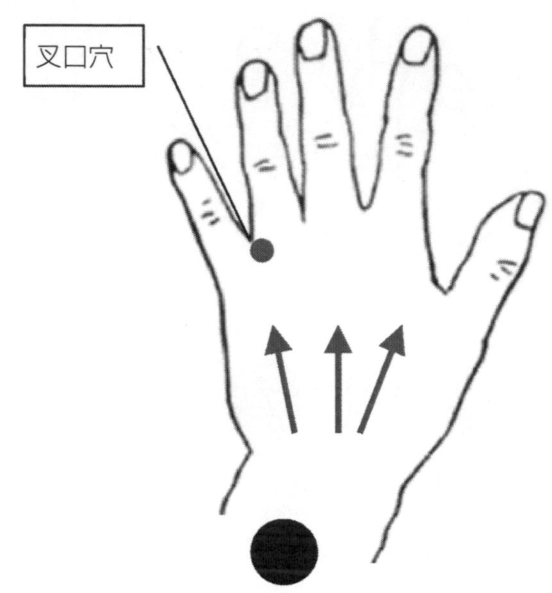

十六、肺癌

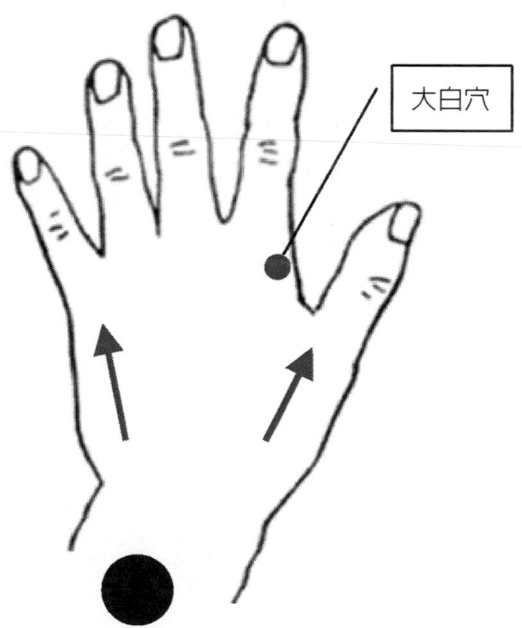

輔助預防：頭痛、偏頭痛、肺癌、肺炎、肺氣腫、肺積水、坐骨神經痛、腰痛、背痛、小兒氣喘、發高燒。

十七、發高燒

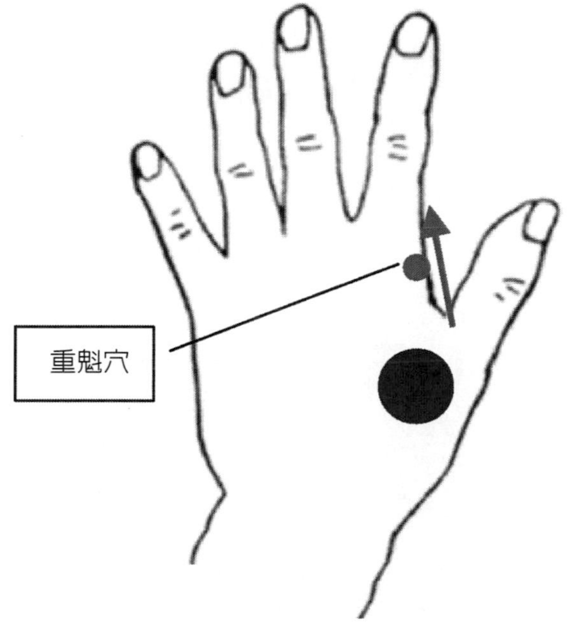

輔助預防：退燒、頭痛、偏頭痛、感冒、咳嗽、氣喘、三叉神經痛、眼紅腫痛、麥粒腫、高血壓。

十八、重聽

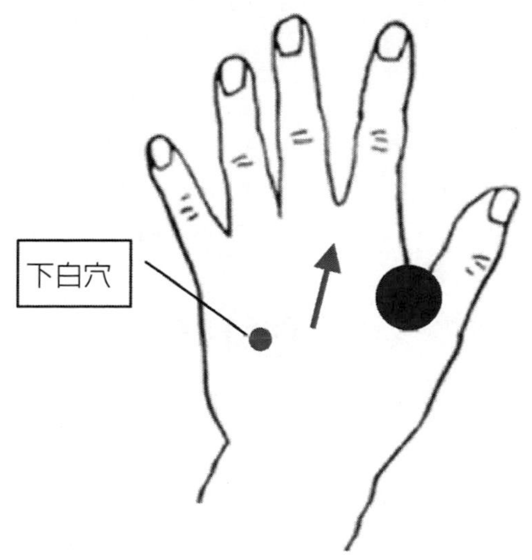

十九、心律不整

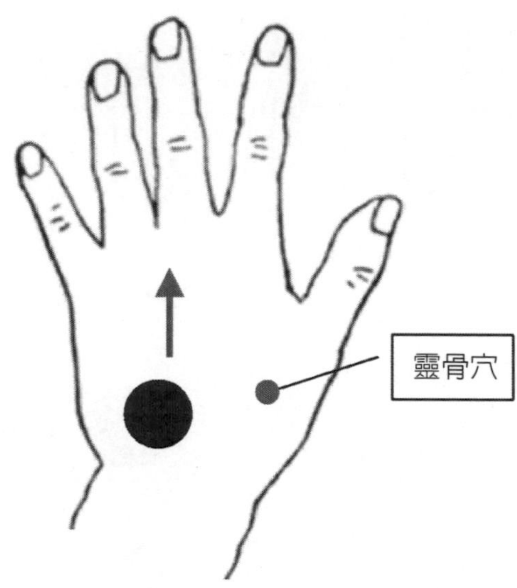

輔助預防：肺氣不足引起的肺炎、肺氣腫、肺癌、坐骨神經痛、腰痛、背痛、腳痛、半面神經麻痺、半身不遂、頭痛、偏頭痛、婦女月經不調、經閉、經痛、難產、冠心症、心律不整、狹心症、胃及十二指腸潰瘍、腎盂炎、大小腸炎、眼疾、耳鳴、耳聾、鼻病。

二十、散光

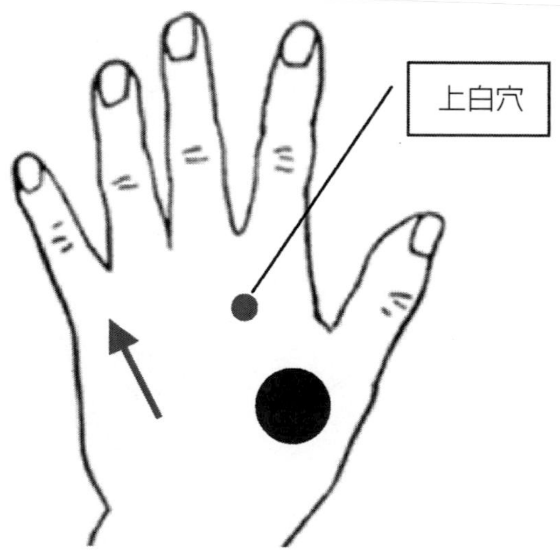

輔助預防：角膜炎、結膜炎、眼酸脹、近視眼、散光、坐骨神經痛、心絞痛、背痛、腰痛、弱視、迎風流淚。

二十一、過敏性皮膚病

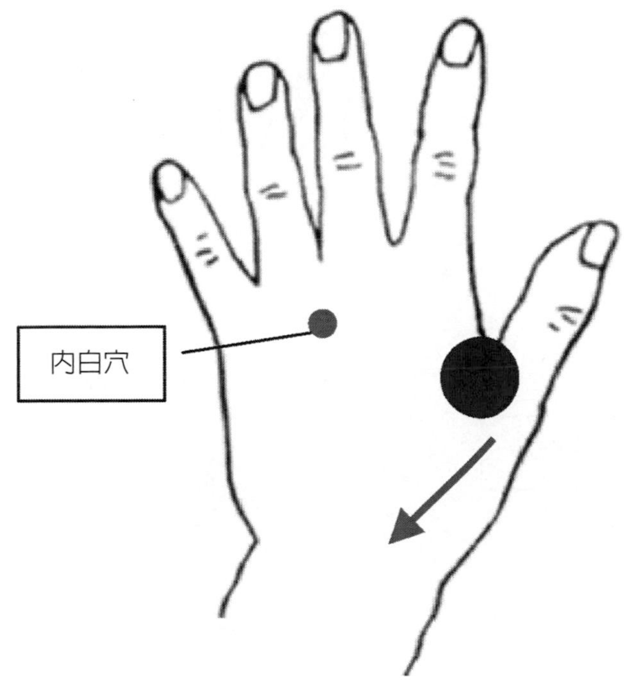

二十二、弱視

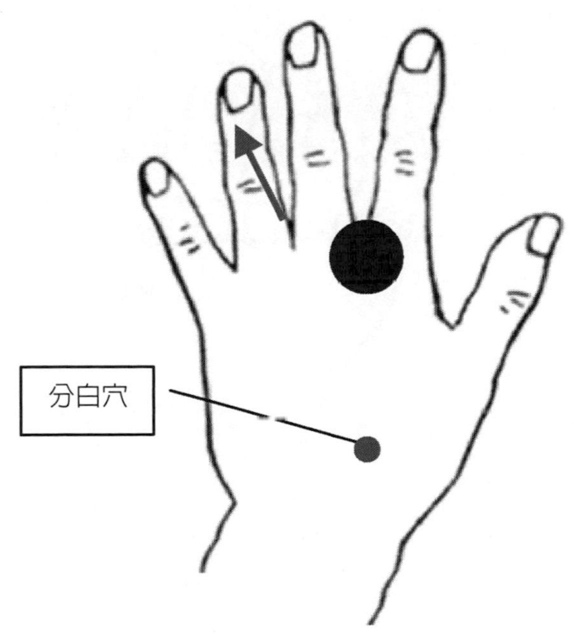

二十三、膀胱炎

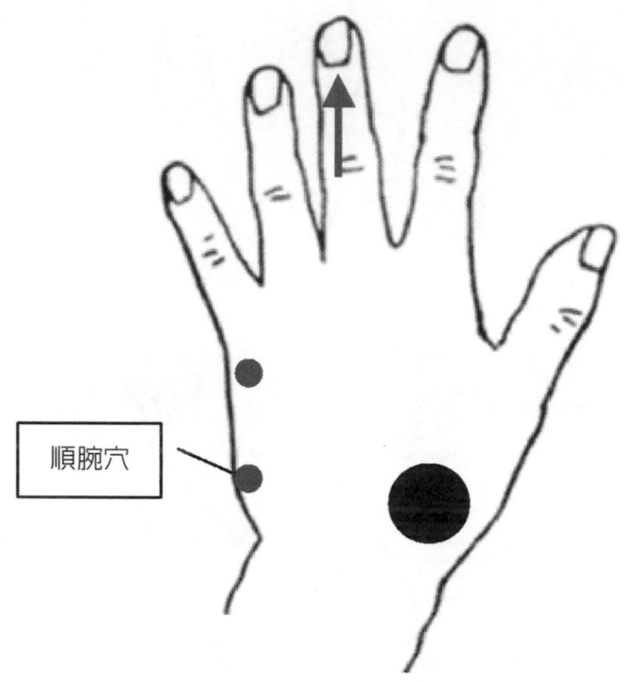

二十四、惡性腫瘤

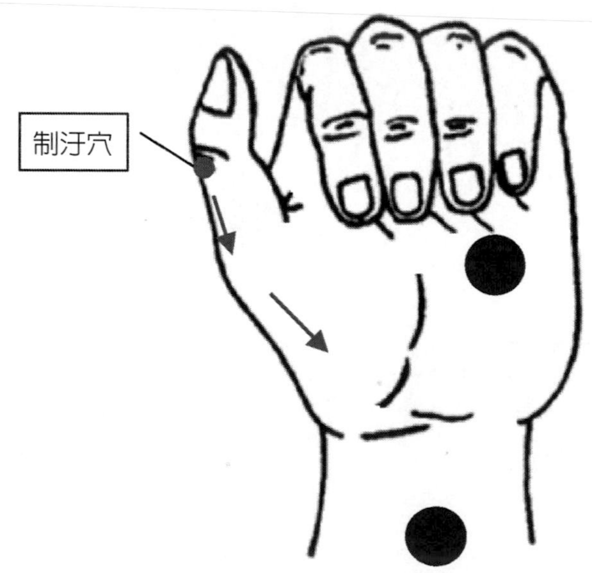

二十五、癲癇

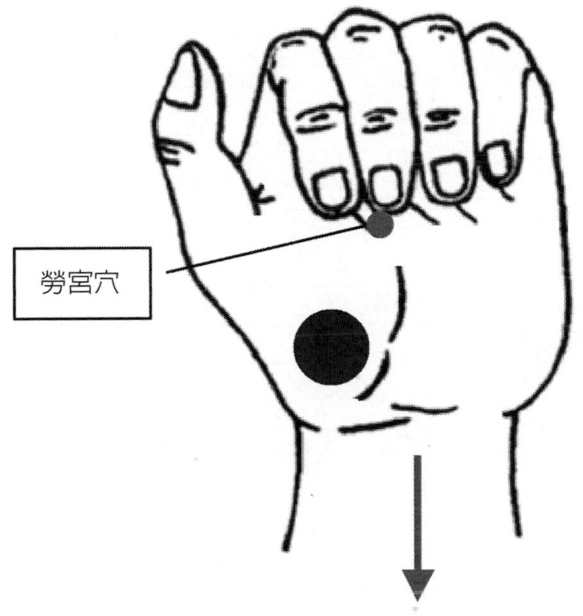

附錄

一、冒痘痘位置與健康訊息

冒痘痘位置	健康訊息
額頭	代表心火旺、血液循環有問題，可能是過於勞心傷神。這類的人脾氣較不好，應養成早睡早起的習慣，睡眠充足，並多喝水
鼻子	如果長在鼻樑，代表脊椎骨可能出現問題，如果是長在鼻頭處，可能是胃火大、消化系統異常；若在人中處，就可能跟卵巢機能或生殖系統有關係
下巴	表示腎功能受損或內分泌系統失調。女生容易在下巴周圍長痘痘的可能是月事不順所引起的
左邊臉頰	可能是肝功能失衡，如肝臟的分泌、解毒或造血等功能出狀況
右邊臉頰	可能是肺部功能失常

二、檢視指甲健康

指甲症狀	健康訊息
指甲過白	慣性貧血或肝、腎有問題
白斑	缺乏鋅，可由海產類、菠菜、菇類、五穀類、葵瓜子等攝取補充
容易破裂	缺乏鐵質，可由深綠色葉菜類、魚類、豆類、五穀類等補充
指甲過黃	缺乏維他命Ｅ，也可能是淋巴系統、呼吸系統有問題。維他命Ｅ可由深綠色蔬菜、水果中攝取
凹凸不平	若還有出現一條條的條紋，可能是肝不好

三、唇色看健康

嘴唇顏色	健康訊息
唇色蒼白	若指甲、眼瞼也蒼白，可能有貧血
唇色青紫	若非因為氣溫過於寒冷，有可能是有貧血、心臟方面問題
唇色淡黃	若臉色、眼白一樣呈黃色，可能是肝功能不好
唇色紅紫	若非發燒或一氧化碳中毒，就可能有心臟病、肺病、心臟衰弱等問題

資料來源：行政院衛生署中醫藥委員會

第三章　軀幹保健

一、肋間痛

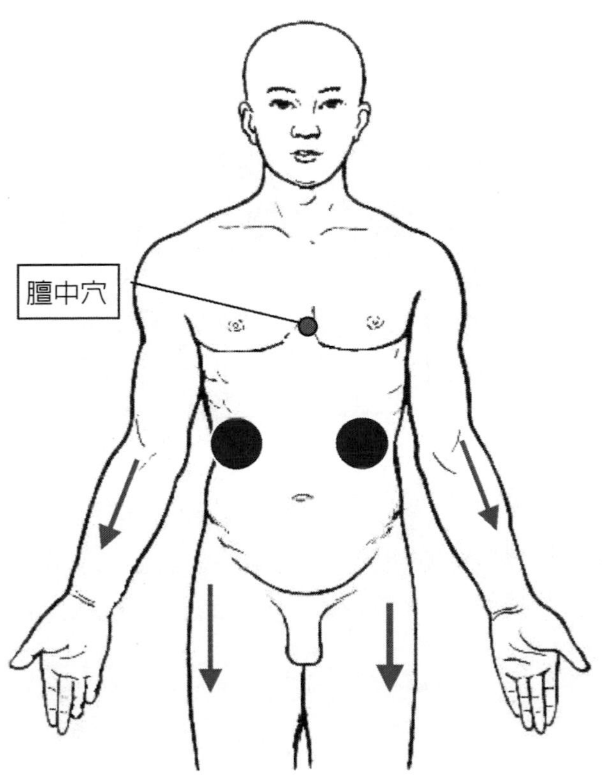

二、便秘

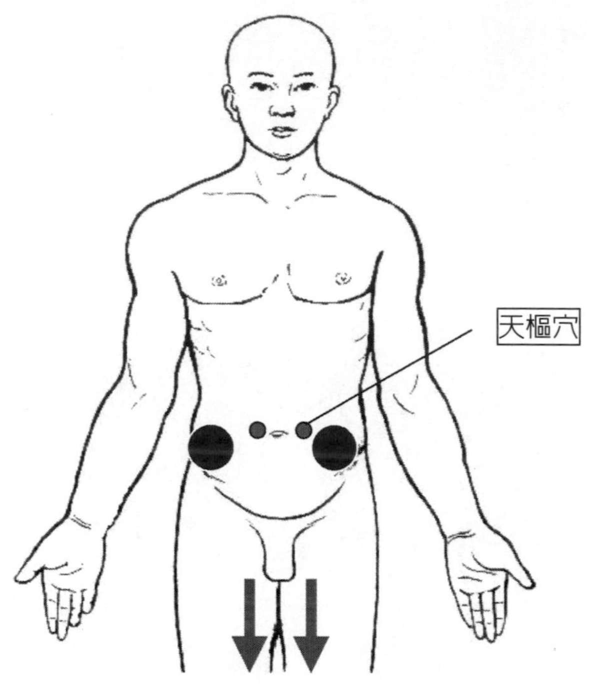

三、肝炎

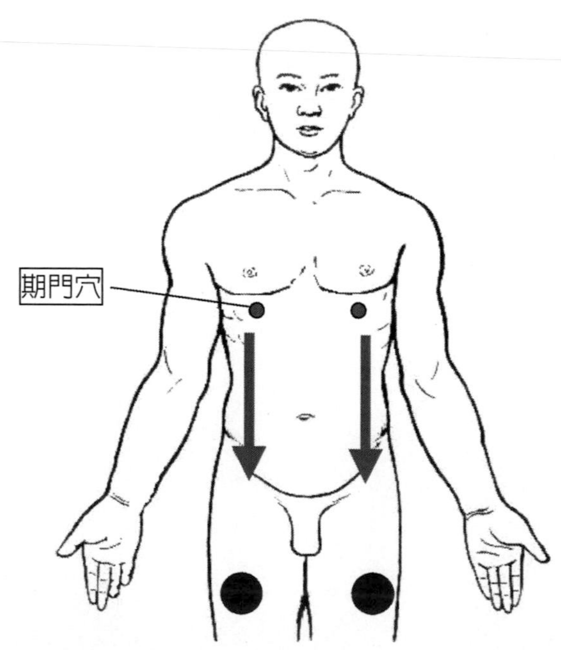

四、頻尿

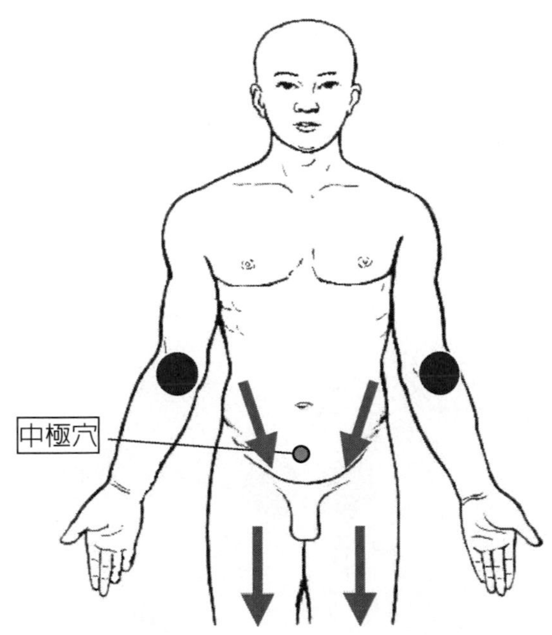

五、眼袋

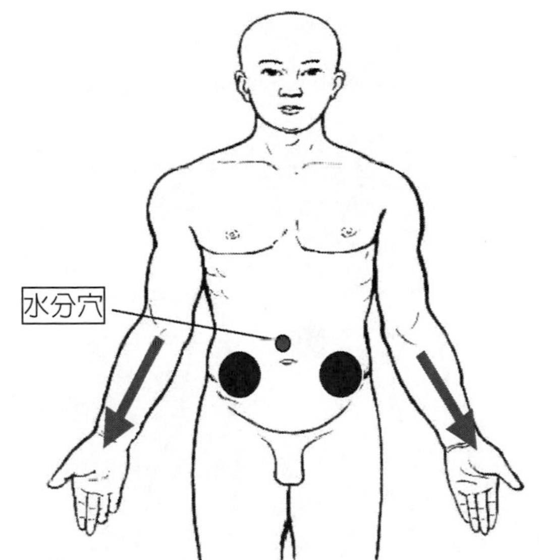

輔助預防：

1、水腫（dropsy）

2、腹部膨脹（adominal distension）

3、慢性胃炎（chronic gastritis）

4、疝痛（colic）

5、脫肛（prolapse）

六、低血壓

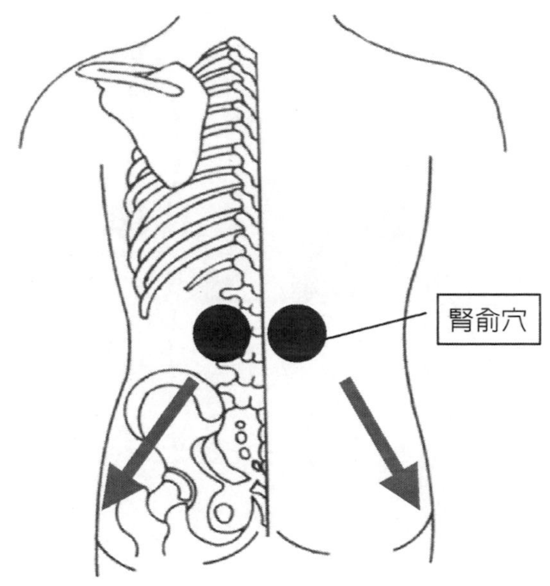

七、胃病

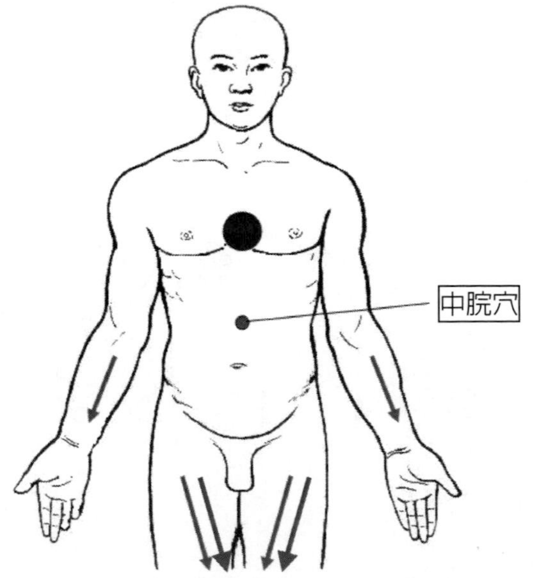

八、夜尿症

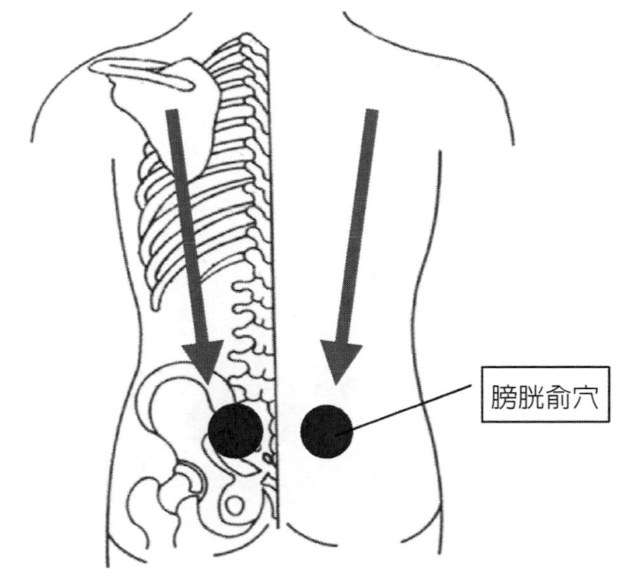

九、腹部贅肉

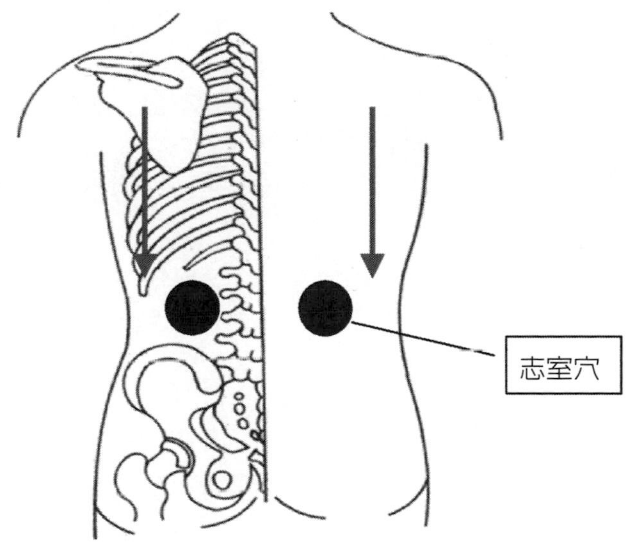

十、不孕症

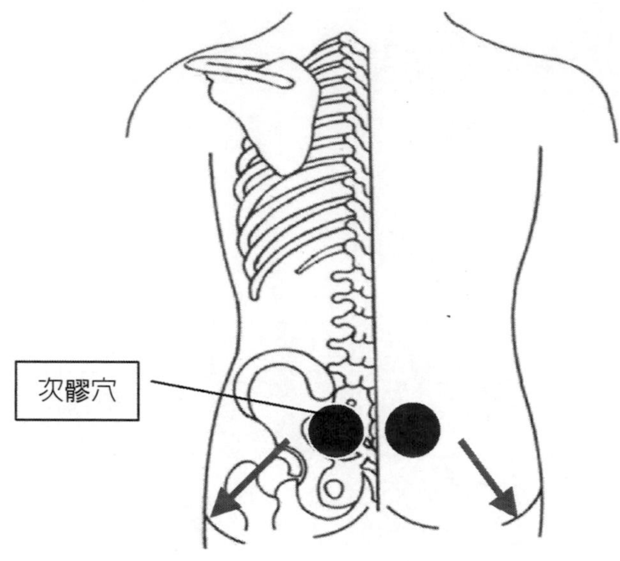

輔助預防：

1、男女生殖器疾病（genital organs disease）

2、月經不順（menstrual aberration）

3、便秘（constipation）

4、嘔吐（vomiting）

5、骨神經痛及腰痛（sciaticaral neuralgia and lumbago）

十一、腎臟病

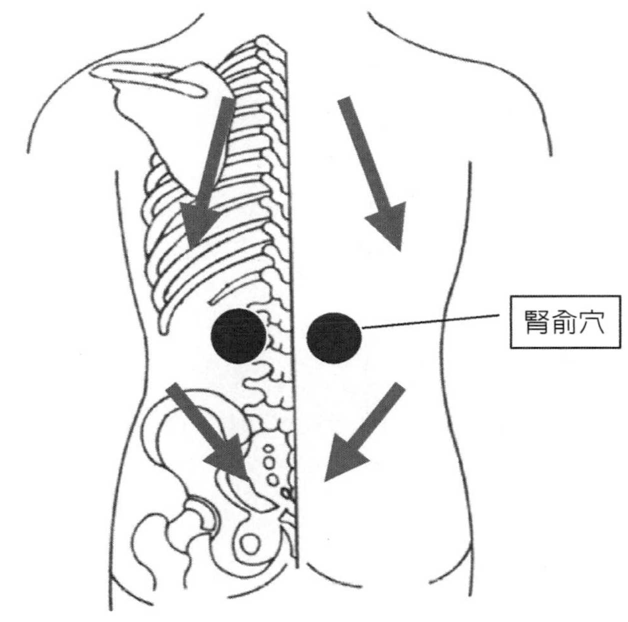

十二、心臟病

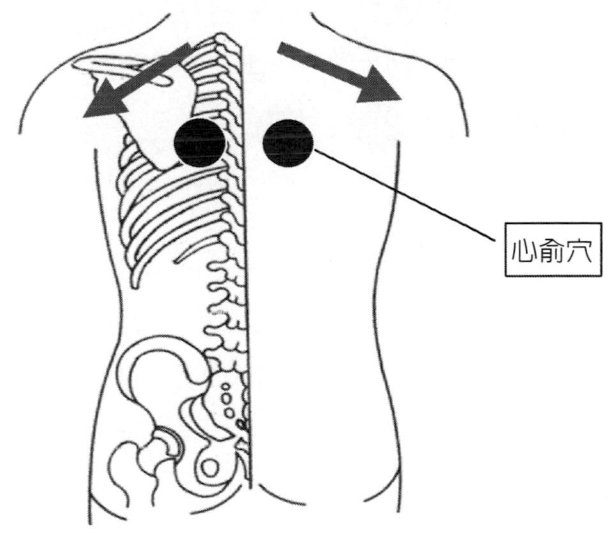

十三、糖尿病

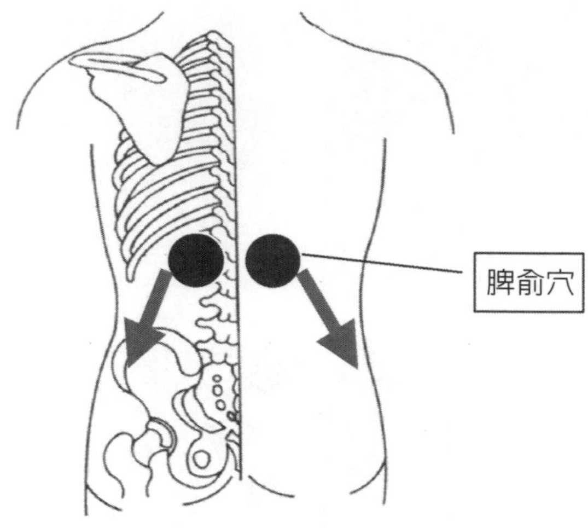

十四、痘斑

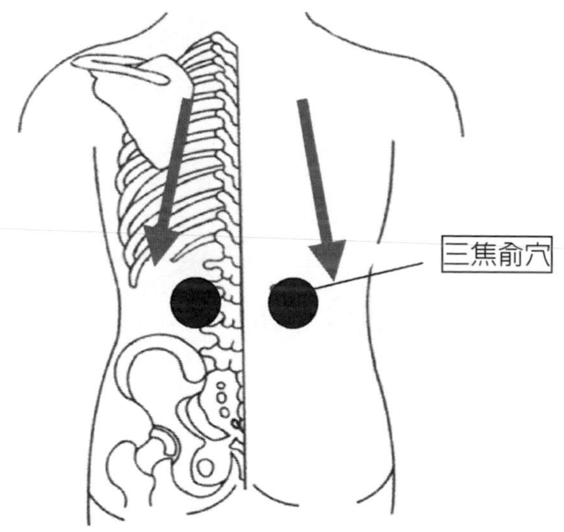

輔助預防：

1、額頭痘斑：心臟及小腸功能問題。

2、鼻子痘斑：腸、胃功能問題。

3、左臉頰痘斑：肺功能問題。

4、右臉頰痘斑：肝、膽功能問題。

5、下巴痘斑：腎臟功能問題。

十五、延緩衰老

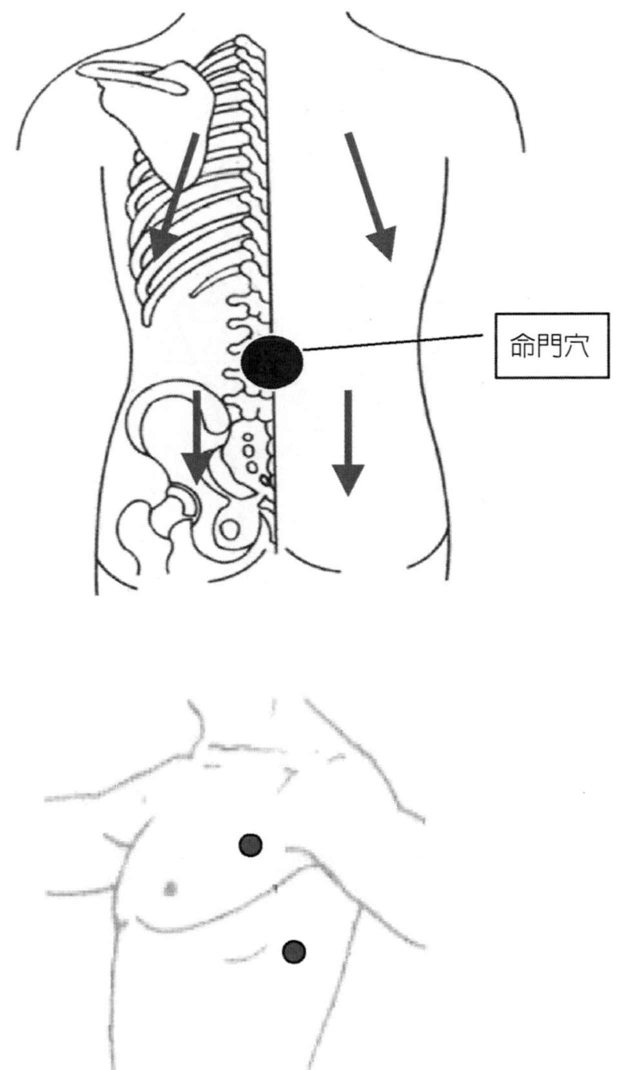

十六、心煩胸悶

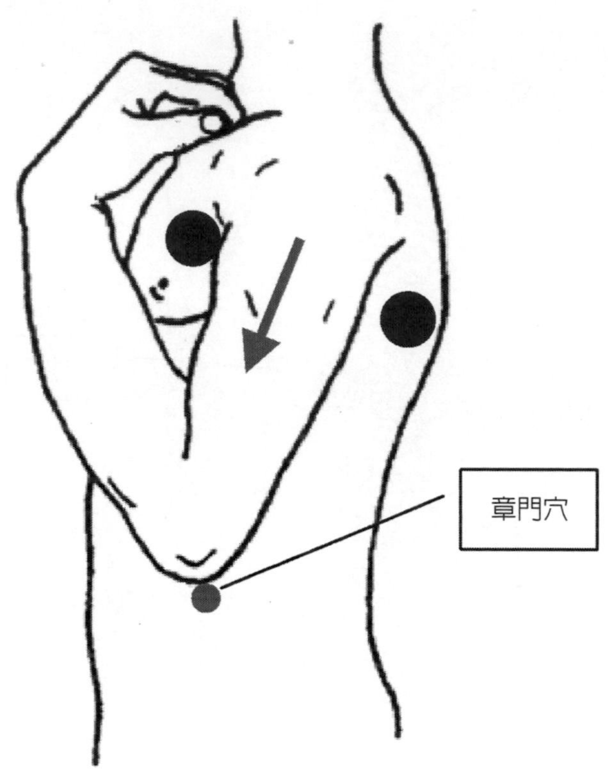

輔助預防：

1、支氣管炎（bronchitis）

2、腸炎（enteritis）

3、膀胱炎（cystitis）

4、血尿（hematuria）

5、小兒疳積

十七、咳嗽

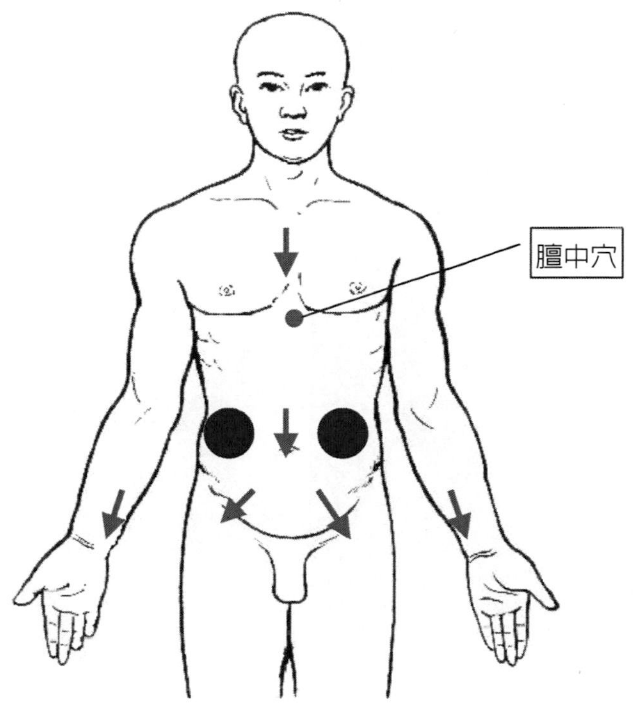

輔助預防

1、胸膜炎（pleuritis）

2、支氣管炎（bronchitis）

3、肋間神經痛（intercostal neuralgia）

4、心悸（palpitation）

5、乳腺炎（mastitis）

十八、腸胃炎

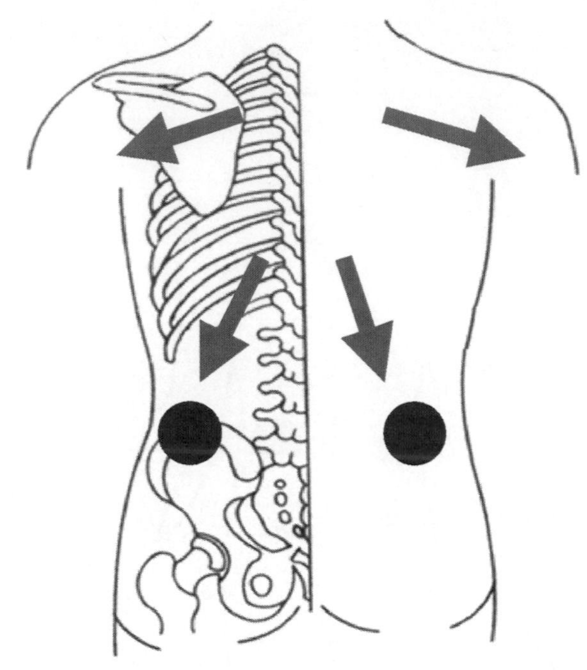

十九、恐懼症

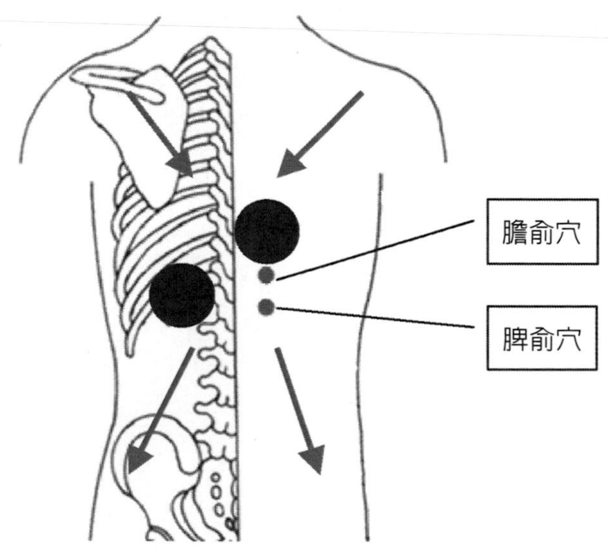

二十、中暑

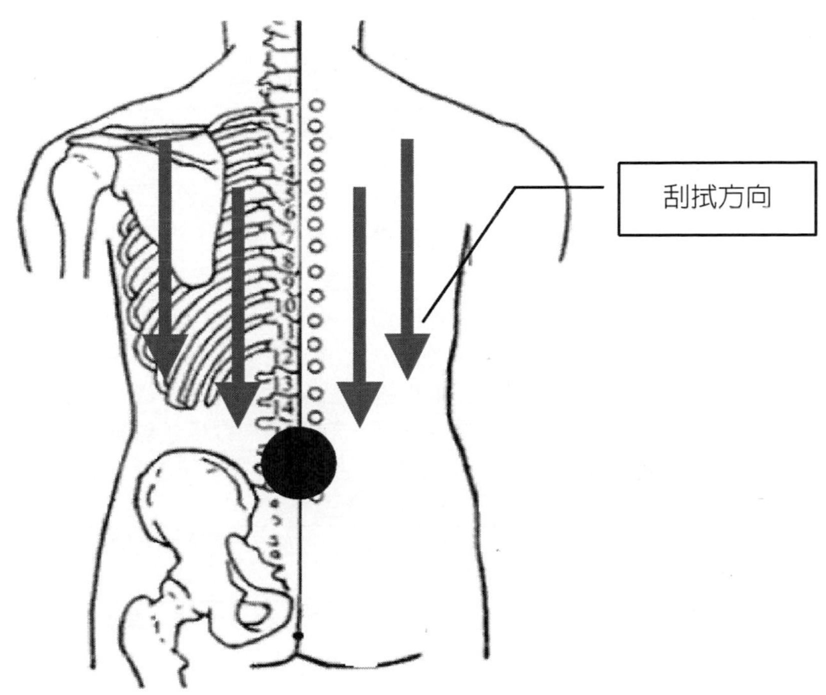

附錄

一、食物寒熱屬性

寒熱屬性	常見水果
寒涼性水果類	西瓜、楊桃、香蕉、奇異果、香瓜、柿子、柚子、李子、枇杷、梨子、草莓、葡萄柚、桑椹、蕃茄
平和性水果類	梅、鳳梨、芒果、葡萄、椰子、蘋果、檸檬、甘蔗、釋迦、加州李、菠蘿蜜、無花果、木瓜、棗子、柳橙
溫熱性水果類	龍眼、杏仁、桃子、荔枝、櫻桃、橄欖、金棗、蕃石榴、榴槤
寒涼性蔬菜類	蘆薈、蘿蔔、蓮藕、筊白筍、海帶、紫菜、苦瓜、竹筍、豆腐、絲瓜、萵苣、菠菜、白菜、冬瓜、莧菜、茄子、芥菜、芹菜、芥藍菜、黃瓜、空心菜、紅鳳菜、油菜、包心白菜、荸薺、豆薯、甘薯菜、金針菜、黃豆芽、瓠子、枸杞葉、落葵、綠豆、薏苡仁、麵筋、麥粉
平和性蔬菜類	甘薯、蠶豆、木耳、馬鈴薯、香菇、菱角、花生、玉米、胡蘿蔔、甘藍、洋菇、豌豆、黑豆、黃豆、菜豆
溫熱性蔬菜類	南瓜、蔥、韭菜、生薑、洋蔥、糯米、茼蒿、芫荽、茴香、九層塔、大蒜、辣椒、胡椒、芥末
寒涼性中藥類	菊花、決明子、薄荷、仙菜、西洋參、人參鬚、青草茶、苦茶、菊花茶、洛神花茶
平和性中藥類	靈芝、蜂蜜、山藥、蓮子、白木耳、芝麻、枸杞子、百合、四神湯、清補涼湯
溫熱性中藥類	山楂、酒、醋、栗子、核桃、當歸、人參、黃耆、四物湯、十全大補湯

二、體質寒熱差異

體質	差異
寒冷體質	臨床表現為面色蒼白、手足冷、不愛說話、精神萎靡、容易出汗、大便稀、小便清白、唇色淡、口淡無味、舌質淡、甚苔白潤、虛弱等。這類體質的人飲食上以選擇偏溫熱者為宜。
溫熱體質：實熱	高熱、煩燥不安、口渴、臉色比較紅、小便量比較少、顏色比較深、大便容易秘結等。
溫熱體質：虛熱	低熱、手足心熱、煩燥、尤其黃昏的時後特別明顯，唇紅口乾、甚質嫩紅或絳乾無苔，大便燥結、小便黃少、脈細數等。通常是因慢性疾病末期、身體消耗太多元氣、體液不足，自主神經系統機能不平衡而造成交感神經相對興奮或更年期、慢性病的徵兆，就是一般所說的「虛火」。溫熱體質的人就不適合服用溫熱性質的飲食，反而吃一些寒涼滋潤的食物對他們特別有幫助。

資料來源：行政院衛生署中醫藥委員會

第四章　下肢保健

一、胃痙攣

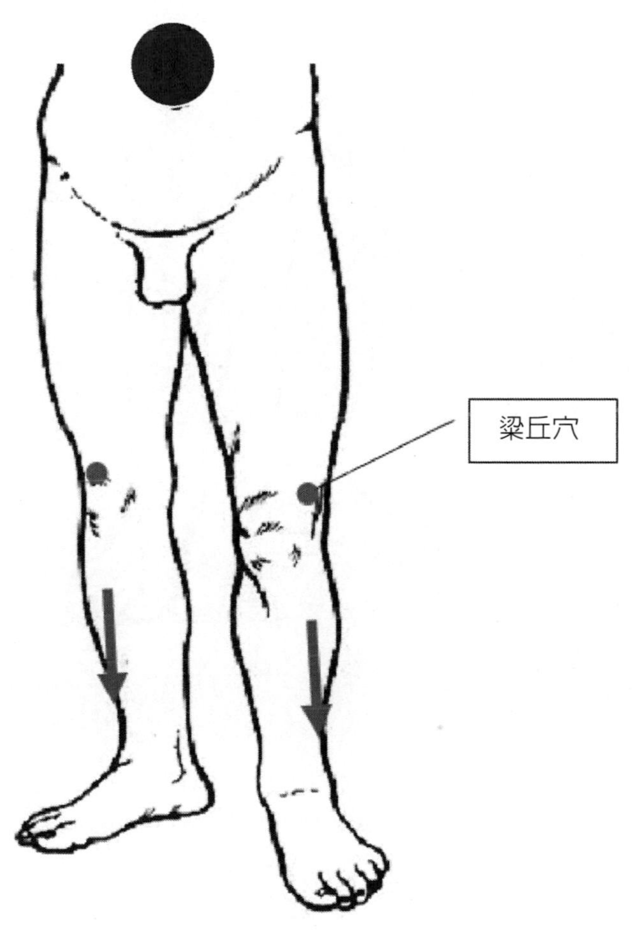

二、前列腺炎

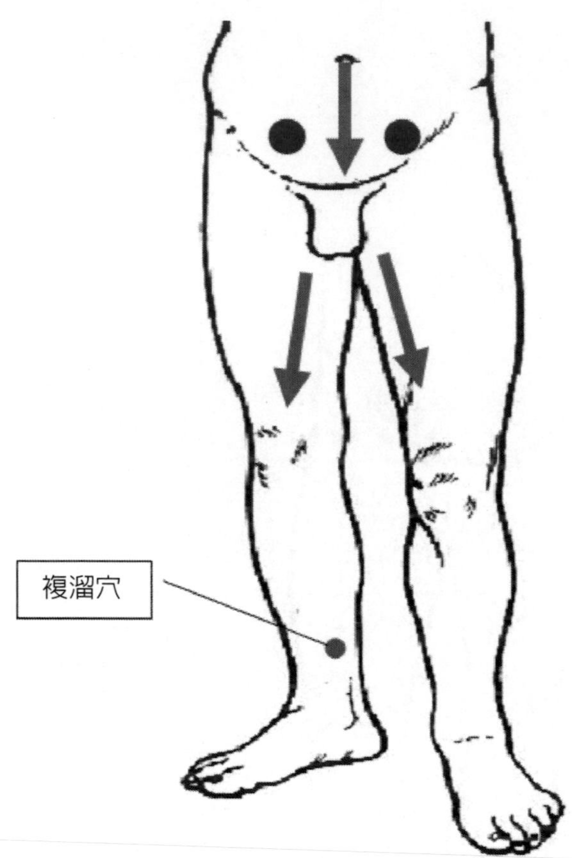

三、手腳冰冷

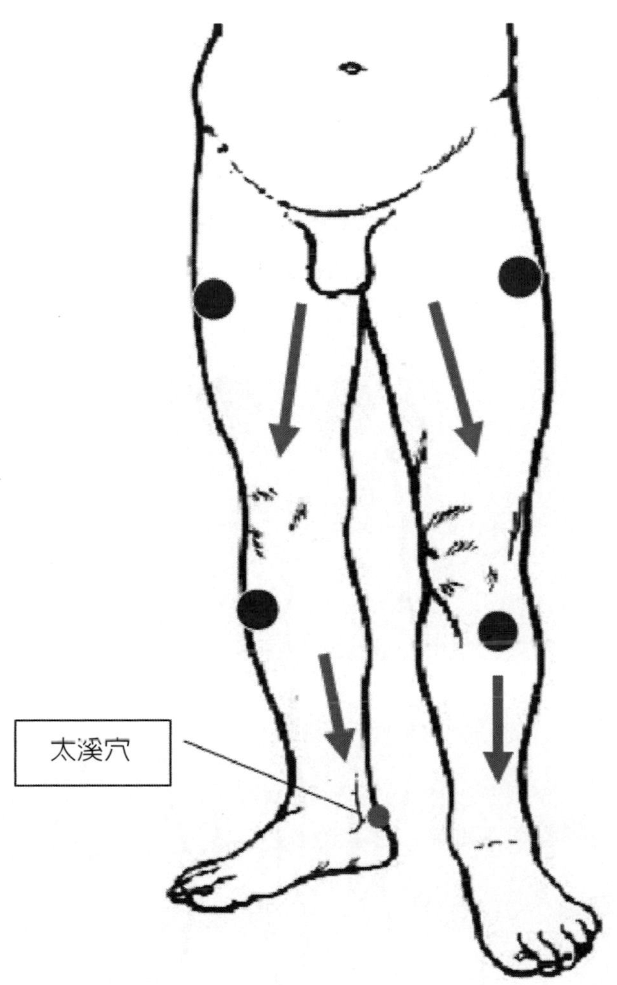

四、香港腳

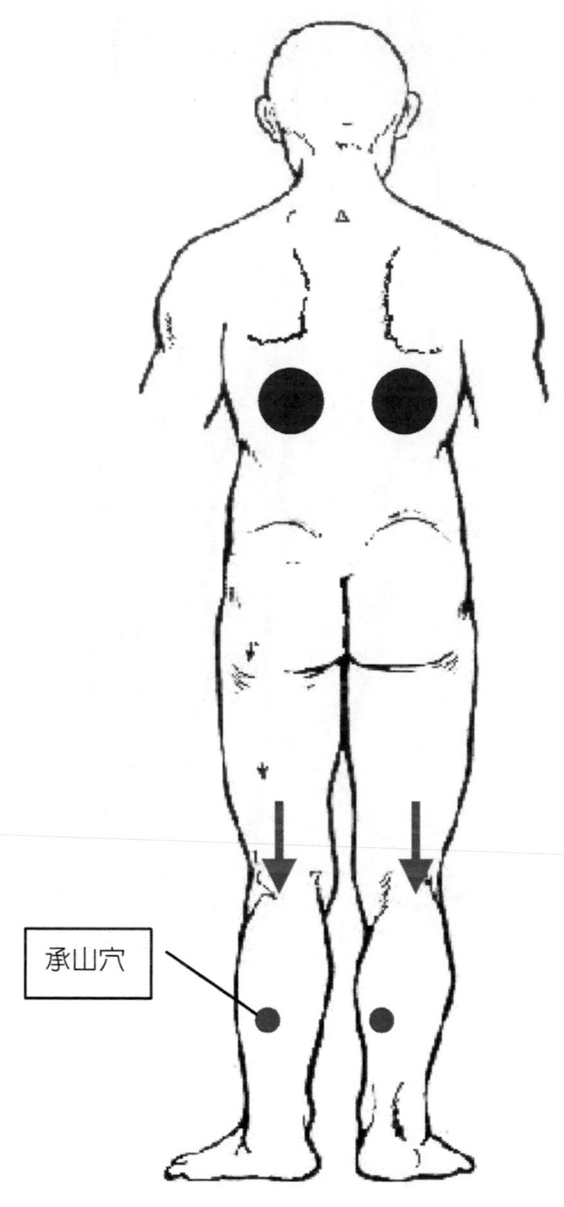

五、坐骨神經痛

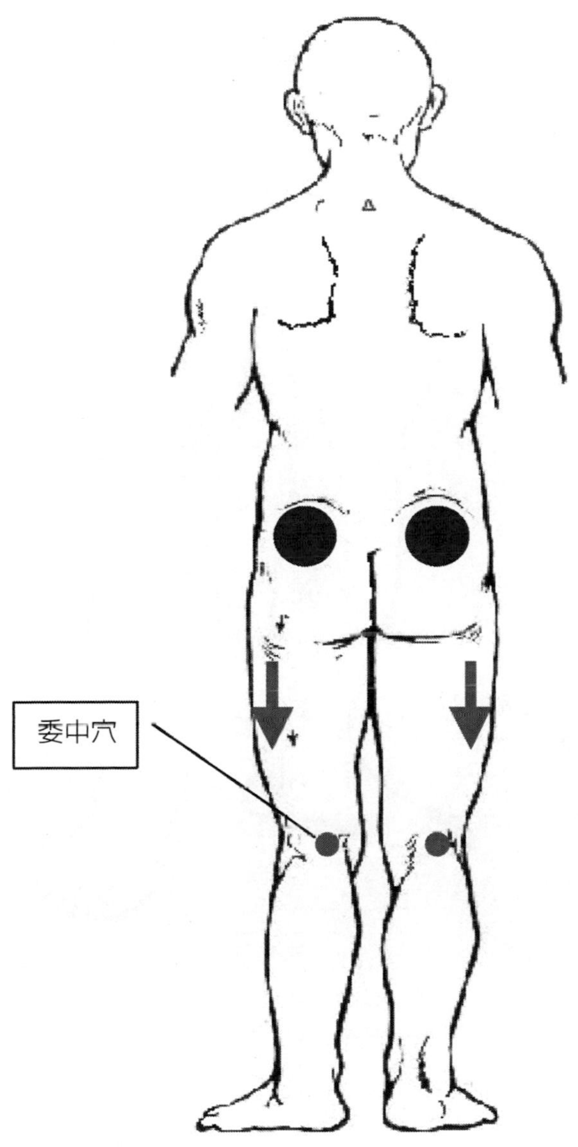

六、子宮肌瘤

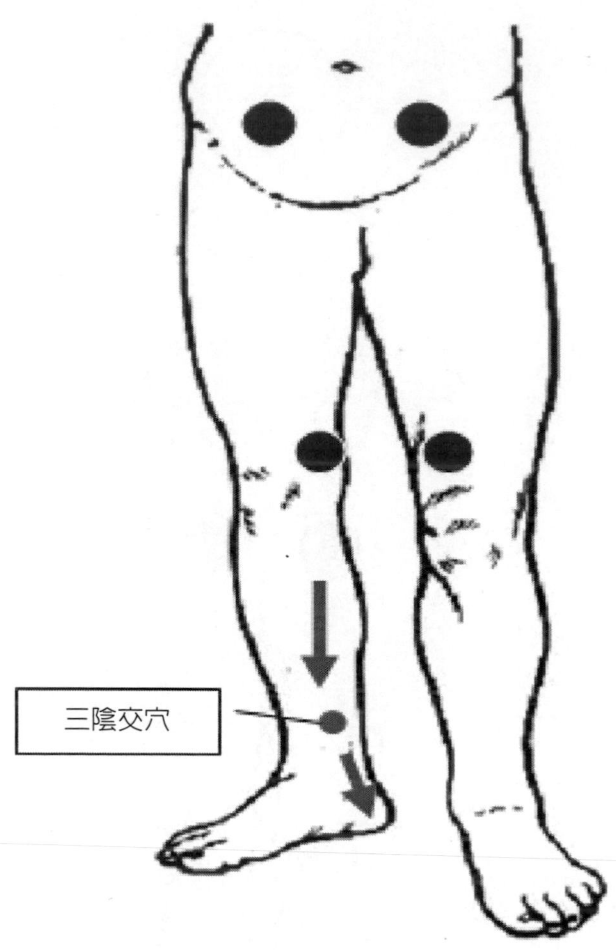

輔助預防：

1、消化不良（dyspepsia）

2、腹部膨脹（tympanites）

3、腸絞痛（intestinal colic）

4、下痢（diarrhea）

5、食慾不振（anorexia）

七、膝蓋痛

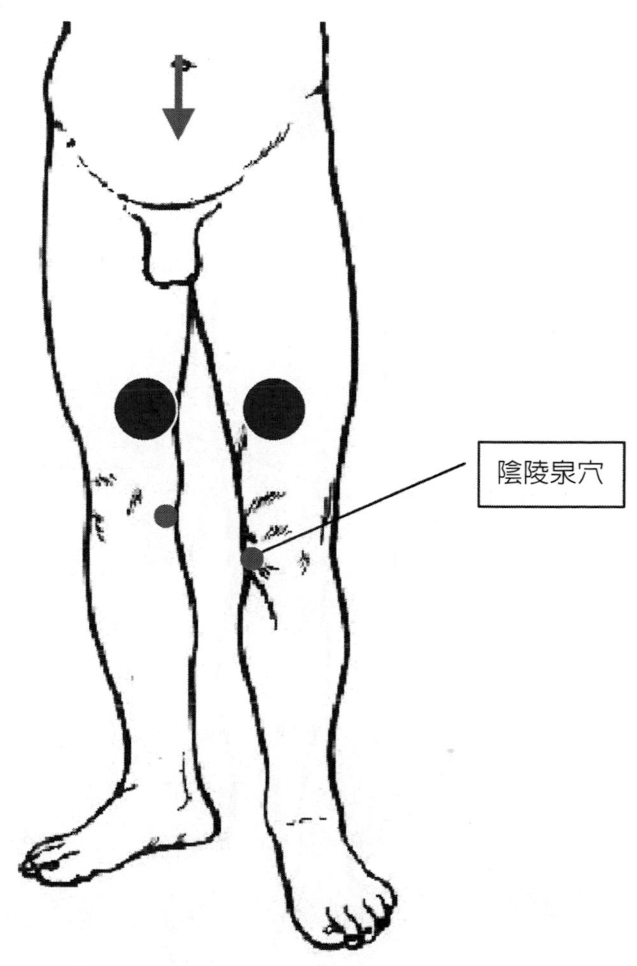

八、更年期障礙

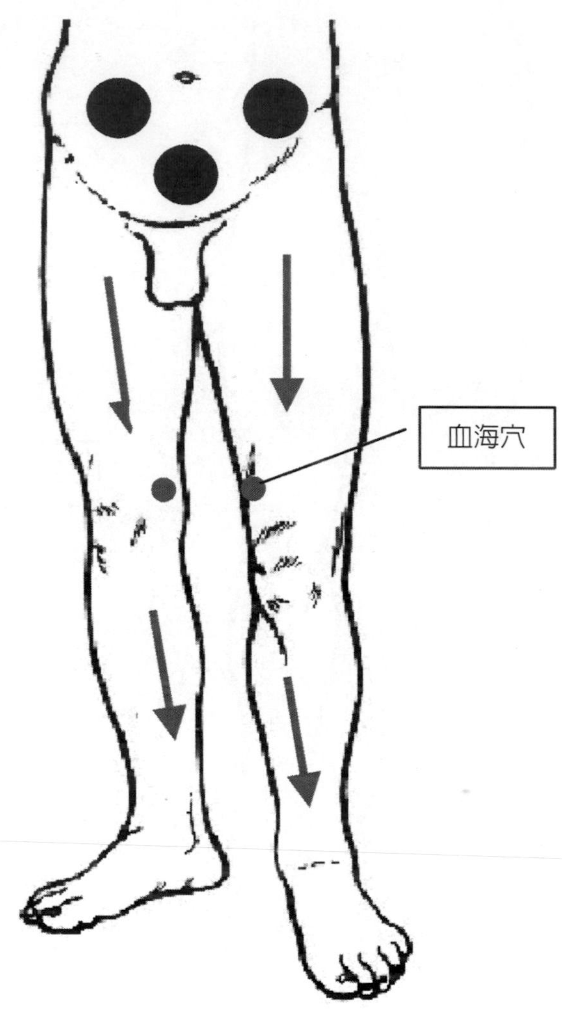

輔助預防：

1、慢性腹膜炎（chronic peritonitis）

2、月經不順（menoxenia）

3、子宮出血（metrorrhagia）

4、子宮內膜炎（endometritis）

5、睪丸炎（orchitis）

九、尿酸

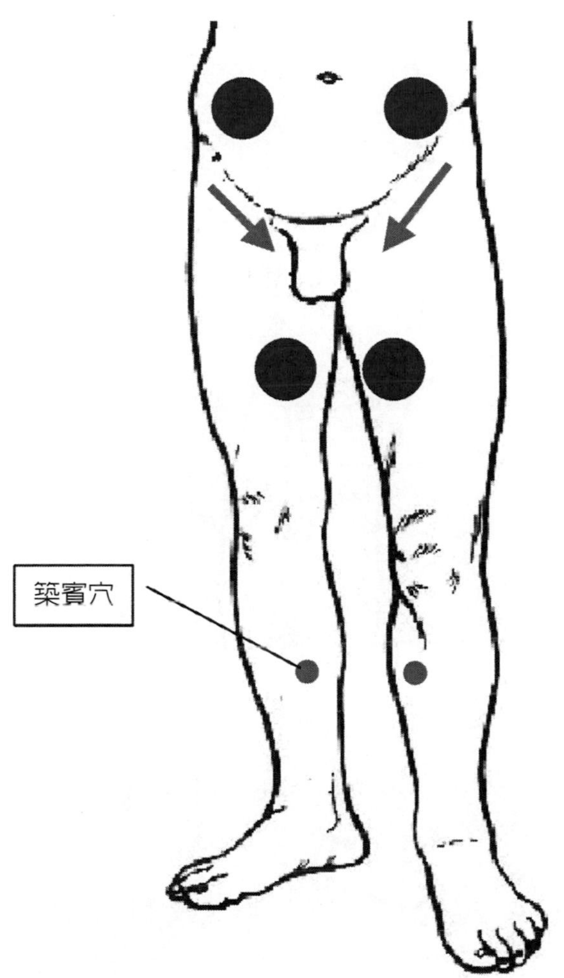

輔助預防：

1、癲狂（insanity）

2、舌肥大（tongue hypertrophia）

3、陰痿（astisia）

4、藥物中毒（medicine poisoning）

十、乳腺疾病

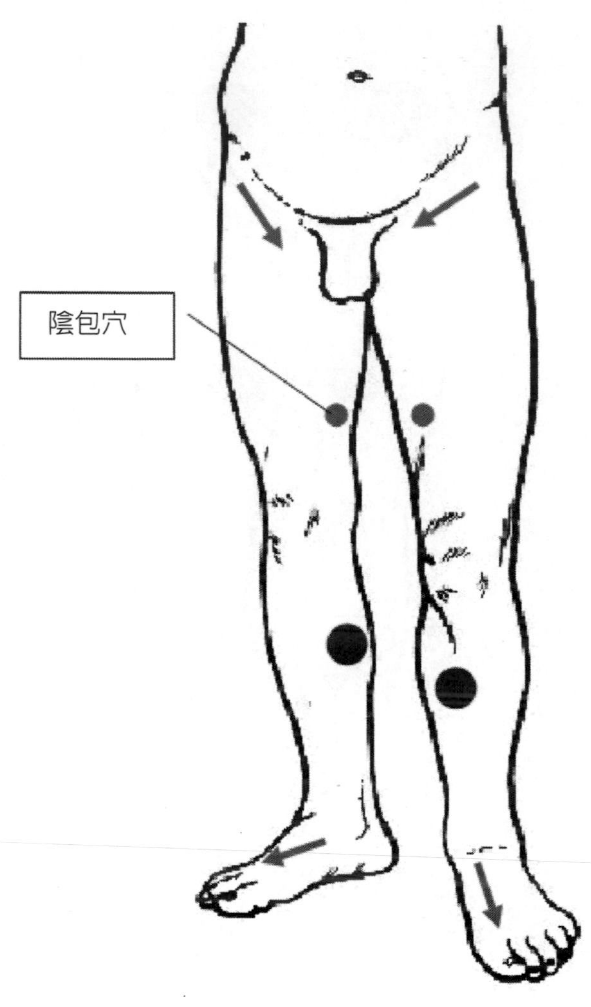

十一、歇斯底里症

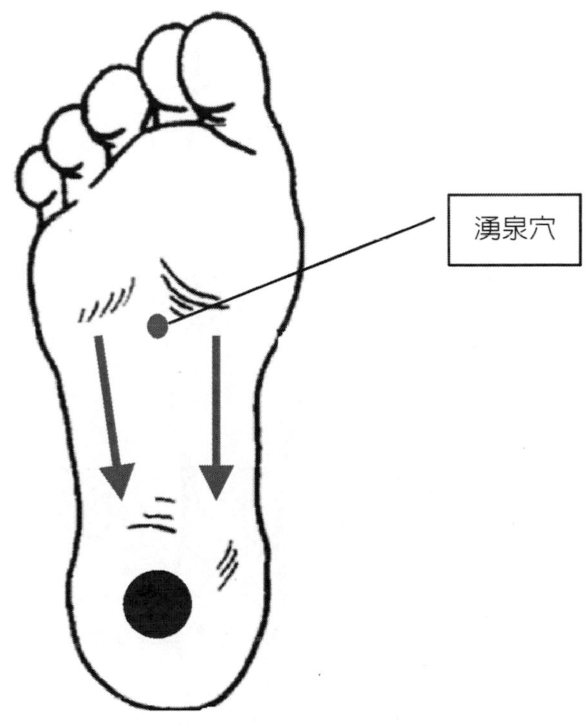

輔助預防：

1、心肌炎（myocarditis）

2、子宮下垂（metroptosis）

3、不孕症（sterility）

4、咳嗽（cough）

5、失聲（aphasia）

十二、輸尿管結石

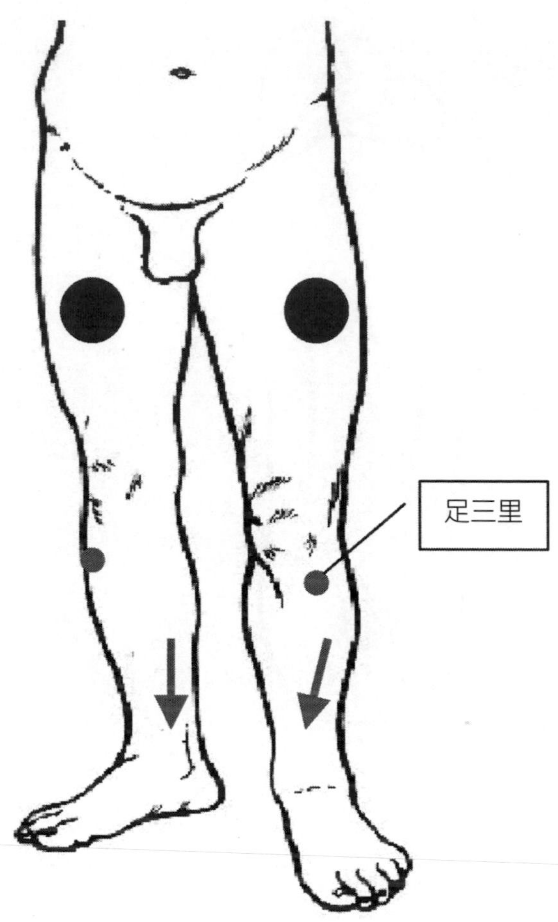

輔助預防：

1、消化不良（dyspepsia）

2、胃痙攣（stomack spasm）

3、小兒麻痺（poliomyelitis）

4、口腔疾病（oral cavity disease）

5、便秘（constipation）

十三、耳內蟬鳴

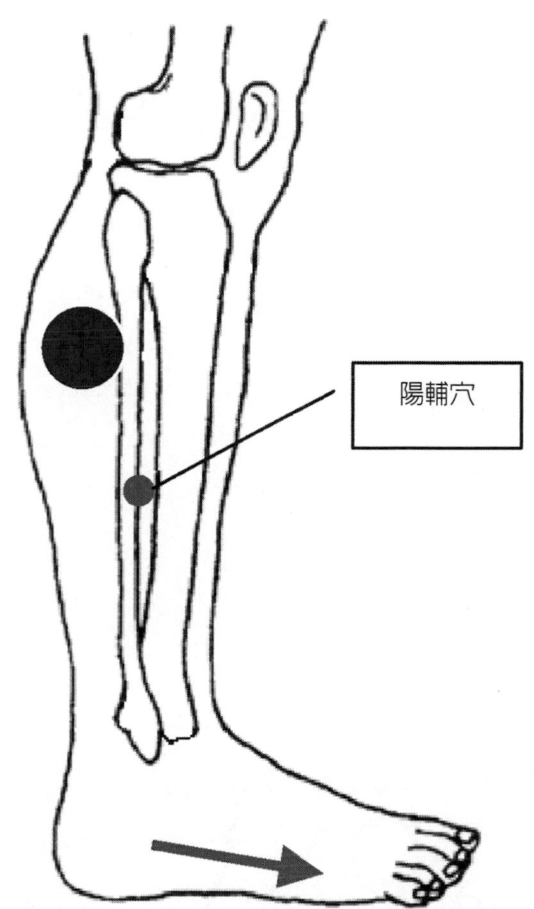

輔助預防：

1、腋下腺炎

2、膝關節炎（gonarthritis）

3、腰部冷卻症（lunbar chilly fceling）

4、腳氣（beriberi）

5、全身神經痛（genera neuralgia）

十四、胸痛

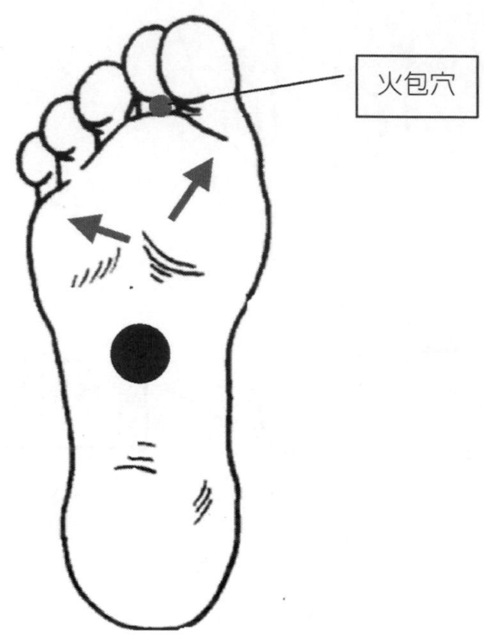

十五、迎風流淚

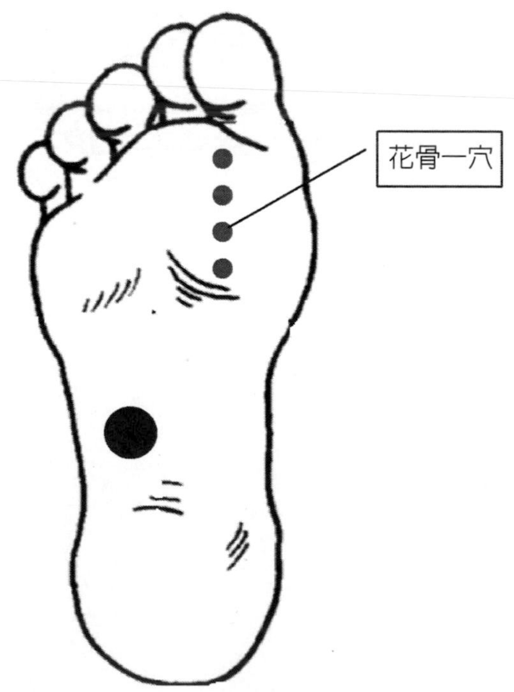

十六、手指無力

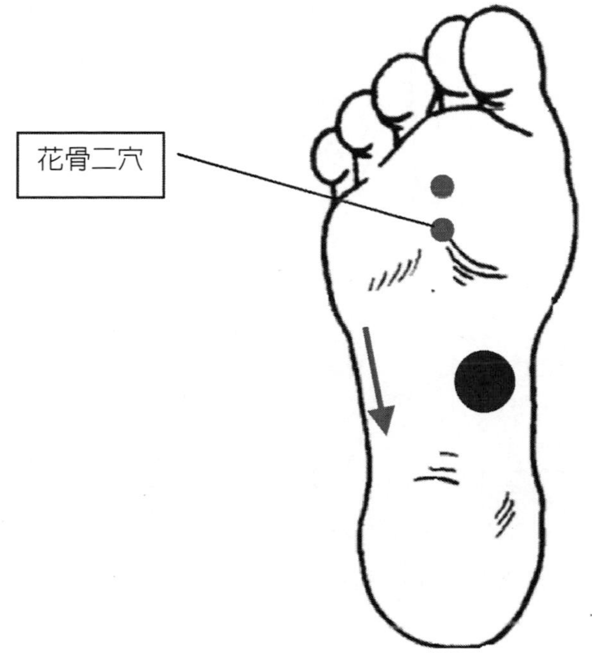

十七、腦膜炎

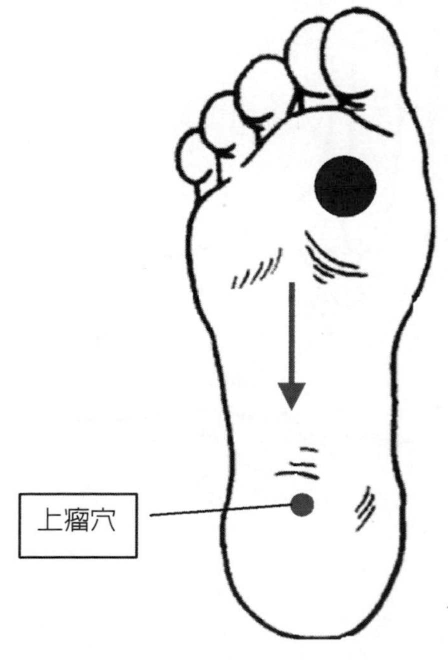

十八、痛風

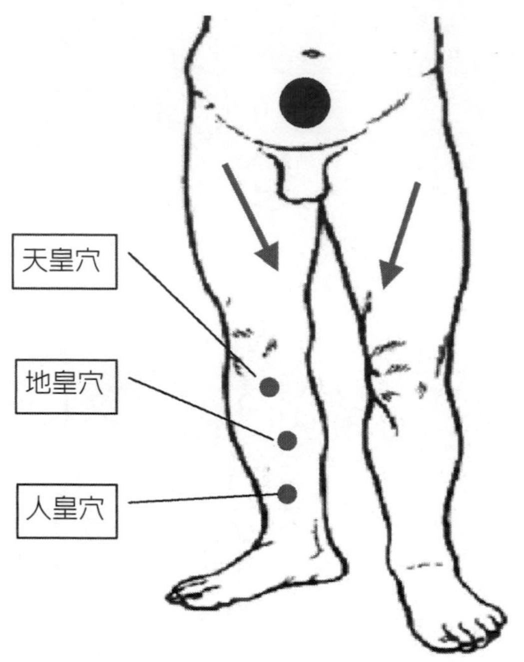

十九、子宮病

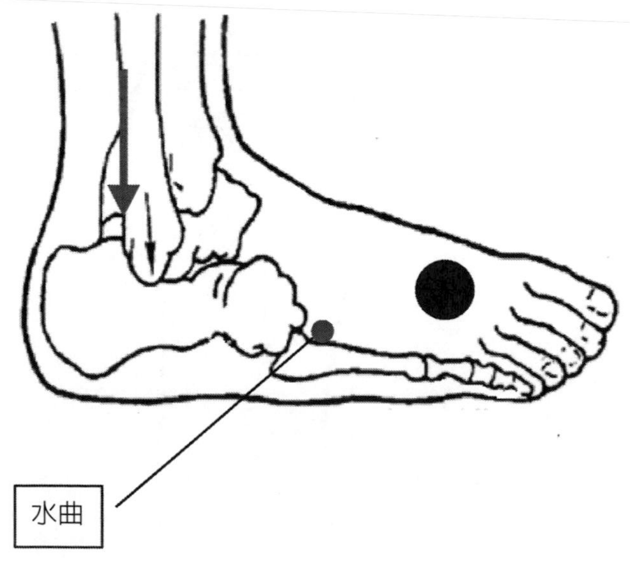

二十、月經不調

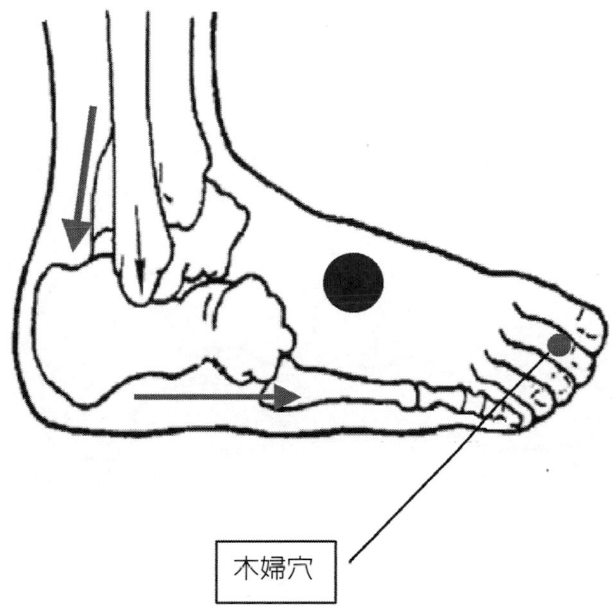

二十一、前頭痛

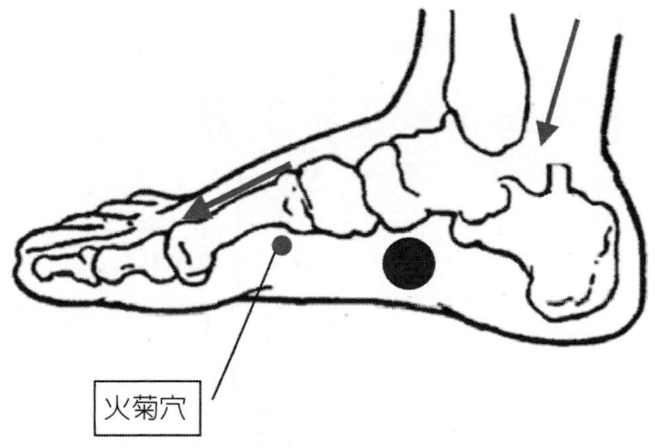

二十二、四肢浮腫

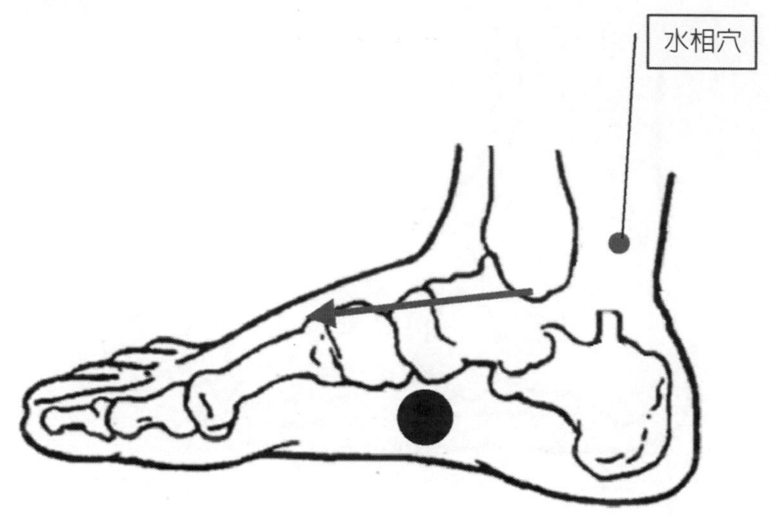

二十三、十二指腸潰瘍

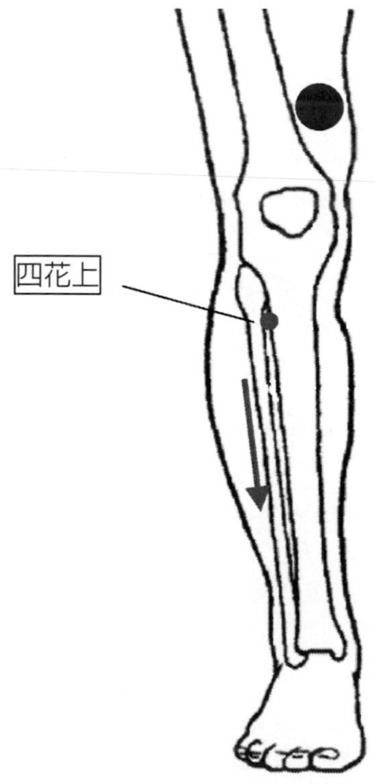

二十四、心肌梗塞

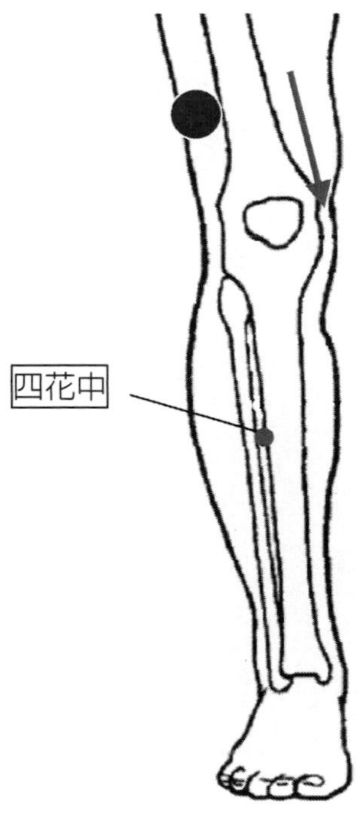

下篇　症狀緩解技術

第五章　刮痧技術

《時病論》：痧氣

南方之人，體氣不實，偶觸糞土沙穢之氣，即腹痛悶亂，名之曰痧，即沙字之訛也。蓋痧在皮膚氣分者，宜刮之，在肌肉血分者，宜刺之，此輕而淺者言也。若深重者脹塞腸胃，壅阻經絡，直犯乎心，斯須莫救，刮刺無功，非藥劑不能救也。須知痧無定脈，凡脈與証不應者，即為痧脈也。其見証不可不分：如風痧者，頭疼自汗，腹痛肢麻。暑痧者，頭暈汗多，吐瀉腹痛。陰痧者，腹痛肢冷，即涼痧也。陽痧者，腹痛肢暖，即熱痧也。又有膚隱紅點，一如疹，此痧在肌表，為紅痧也。滿身脹痛，且有黑斑，此痧毒在乎臟腑，為烏痧也。

欲吐不吐，欲瀉不瀉，心腹大痛，為絞腸痧也。痧之為病，不盡六氣所觸，或因飢飽勞役，或因穢濁所犯，皆可成痧，總宜芳香化濁法治之。法內有半夏、藿香，慎勿信俗醫為痧病中之禁藥也。風痧加荊芥、防風，暑痧加滑石、木瓜，陰痧加豆蔻、砂仁，陽痧加連翹、梔子，紅痧加牛蒡、薄荷，烏痧加檳榔、枳殼，悶痧加細辛、桔梗，絞腸痧加檀香、烏藥，倘其勢急不及進湯藥者，先以痧疫回春丹治之。

清　雷豐

前言

刮痧（Meridian Scraping Therapy）是以傳統醫學臟腑經絡學說為理論，在手法上結合按摩、點穴等手法，使刮痧成為不直接用手的技術，是在人體體表特定部位，施以反覆的刮、捏、提、擠、挑，使皮膚出現片狀或點片狀瘀斑或出血，稱之為「痧」。清朝雷豐先生將之分為風痧、暑痧、涼痧、熱痧、紅痧、烏痧。它是用刮板的疏經通絡的體氣導引方法，對人體具有活血化瘀、調整陰陽、舒筋通絡、排除毒素等作用，它是傳統醫學技術的重要組成部分。刮痧技術具有適應證廣、操作方便、經濟安全等優點。尤其對皮膚、肌肉和關節等的疾病療效明顯，例如頭痛、頸椎病、肩周炎、腰腿痛、心腦血管病、腸胃病、哮喘、糖尿病、乳腺增生等病的症狀緩解功效顯著，還可以促進新陳代謝，給細胞補氧祛瘀，增加活力。

「痧」（SHA）是黏附在血管內的酸黏膜，其成分為三酸甘油脂（Triglyceride）、膽固醇（Cholesterol），微毒性或身體無法吸收使用的物質，及部分的血液等。這些「痧」平時附在血管內，會阻塞影響血液流速，使組織器官細胞得不到充足的氧氣和養份供應，使細胞活力減低，免疫功能下降，臟腑功能減弱，導致新陳代謝的障礙因而引起身體上的各種不適感及心理上的不穩定。現代人飲食結構的改變，肉、蛋、奶攝入量過多，再加上生活緊張，運動量少，體內代謝緩慢，致經脈氣血不通者不斷增加，致使健康出現疾病預警狀態的人也越來越多，並已從中老年人群擴展到青少年。藉由相關經絡穴位區刮拭，可達到活血化瘀，改善循環障礙，及提高身體免疫力、使臟腑功能恢復正常。

人體循環系統，主要分為心臟、血管及淋巴管等三部份。

一、心臟及血管：動脈、靜脈、大循環（體循環：心臟→全身→心臟）、小循環（肺循環：心臟→肺→心臟）。

二、淋巴管：淋巴液近無色透明液體，可過濾細菌和異物；淋巴結會不停製造淋巴球，同時產生免疫體，分配給全身。據世界衛生組織報導：全世界人群中符合世界衛生組織健康標準者約占 15%，患有各種疾病者也約占 15%，而處於預警狀態者卻占到65%左右，例如：有人經常感到頭昏、頭痛、胸悶、心慌、疲倦、精神難集中，甚至全身酸痛、食欲不佳、失眠多夢、耳鳴、易感冒、出汗、心煩時，到醫院檢查卻為正常，這就是疾病預警狀態。

第一節　刮痧位置

由於皮膚不只是人體防禦作用的器官，也是臟腑功能狀態的外在表現部位。其相應於外因六氣：風、寒、暑、濕、燥、火，及內因七情：喜、怒、憂、思、悲、恐、驚等綜合狀況，在皮膚上刮拭與各臟腑器官相連接或相對應的經絡映射區，常能及時發現和早期治療潛伏的疾病。刮拭時，刮板向下的壓力會使淤積的代謝物從毛細血管壁滲透出來，存在於皮下肌肉組織之間，這就是我們看到「痧」。只要有血液循環障礙，毛細血管的通透性就會出現紊亂，刮拭後就一定會有痧出現，輕度的障礙會出少量的紅色、紫紅色的痧點，重度的障礙會出較多的暗青色、青黑色的痧。刮拭出痧會排除內毒素，解除局部的血脈淤滯，疏通經絡，改善血液循環。氣血由阻滯變為通暢後，組織器官的細胞得到了充足的氧氣和養份的供應，活力就會增強。

血液循環任務是將全身各器官組織輸送養料、氧氣和運出代謝中產生的廢物和二氧化碳，經腎臟、肺和皮膚等排出體外。通常用服藥物方式改善血液循環，需要一個緩慢的過程，而刮痧技術排出體內毒素，是在刮拭的瞬間實現，讀者可根據出痧的顏色和面積的大小判斷改善的輕重程度，還可以根據出痧的經絡穴位映射區判斷出功能降低的臟腑器官，這有助於依每個人的特點刮拭不同部位，提高免疫功能，調節臟腑，改善症狀。例如可經常刮拭頭部、胸腹部、手足部位的經脈和各臟腑器官的區位，或定期刮拭背部臟腑器官的體表和脊椎映射區。刮拭時間和部位可以根據自己的生活工作情況調整。就可疏通經絡，促進新陳代謝，改善血液循環，活化細胞，增強臟腑功能，提高人體免疫力，改善健康狀態。

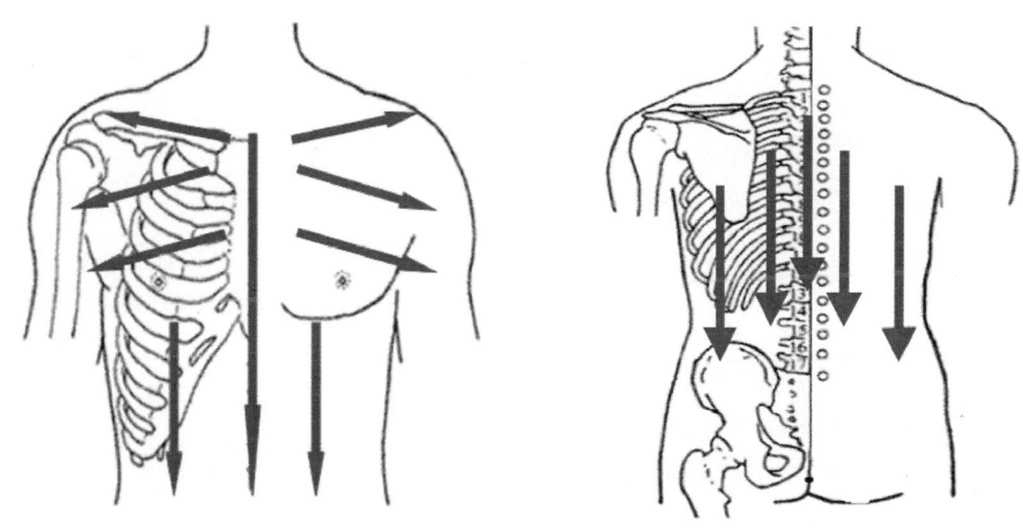

中暑刮痧圖

一、中暑刮痧法

擇一光滑細口瓷碗，另用熱水一鐘，入香油一二匙，將碗口蘸油水，令其暖而且滑，兩手復執其碗，於病患背心上輕輕向下順刮（切忌倒刮），以漸加重，碗乾則再蘸再刮痒邪氣隨降，故毒深病重者，非刮背不可也。

清　鮑相璈

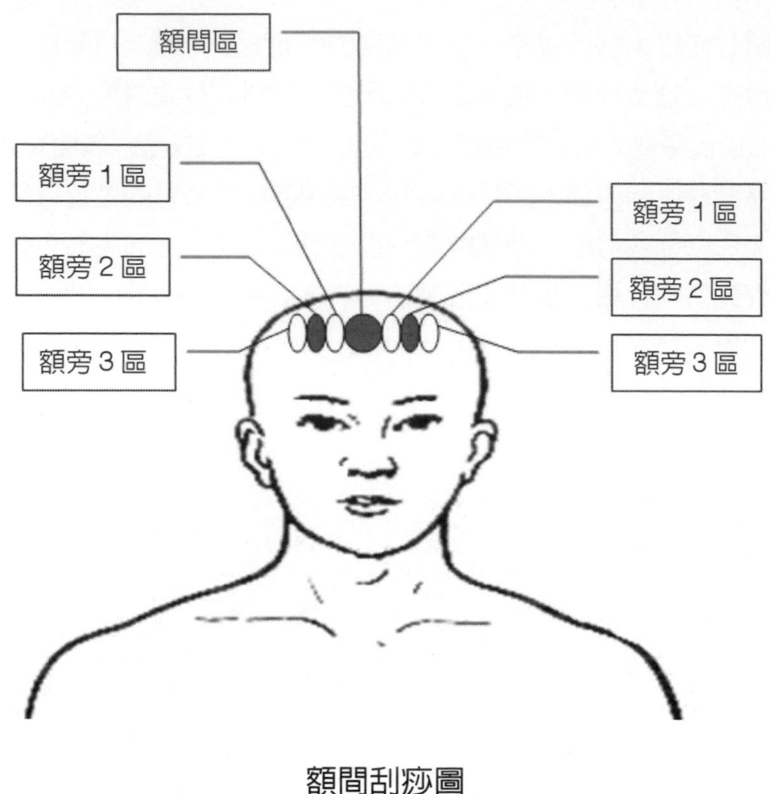

額間刮痧圖

（一）額間區

【定位】額部正中髮際內，自神庭穴向下 1 寸，左右各旁開 0.25 寸，屬督脈。

【主治】頭痛、眩暈、癲癇、中風、精神失常、失眠、頭面部及口、鼻、舌、咽喉疾病。

（二）額旁 1 區

【定位】額間區外側、目內眥直上入髮際，自眉沖穴向下 1 寸，左右各旁開 0.25 寸，屬足太陽膀胱經。

【主治】心肺胸膈等上焦疾病，如胸痛、胸悶、心悸、失眠、心絞痛、咳喘、肺炎、呃逆等。

（三）額旁 2 區

【定位】額旁 1 區外側，瞳孔直上入髮際自頭臨泣穴向下 1 寸，左右各旁開 0.25 寸，屬足少陽膽經。

【主治】脾胃肝膽胰等中焦病症。加急性胃炎、腸炎、胃及十二指腸潰瘍、肝炎、膽囊炎、膽石症、胰腺炎、肋間神經痛、帶狀皰疹等。

（四）額旁 3 區

【定位】在額旁 2 區外側，目外眥直上入髮際，自頭維穴內側 0.75 寸處向下 1 寸，左右各旁開約 0．25 寸，屬足少陽膽經和足陽明胃經。

第二節　刮痧作用

刮痧於人身體，主要有下面三種的作用：首先在於促進代謝，排出毒素：人體每天都在不停地進行著新陳代謝的活動，代謝過程中產生的廢物要及時排泄出去。刮痧能夠及時地將體內代謝的物質刮拭到體表，沉積到皮下的毛孔，使體內的血流暢通，恢復自然的代謝活力。對於受到頸椎病，肩周炎、腰背痛的因擾的人，常是因「軟組織」（關節囊、韌帶、筋膜、）受損傷時，肌肉處於緊張、收縮甚至痙攣狀態，致出現疼痛症狀，若不及時治療，就形成不同程度的粘連、纖維化從而加重病情。刮痧正好能夠舒筋通絡消除疼痛，解除肌緊張，在明顯減輕疼痛症狀的同時，也有利於症狀的緩解。在身體調整正負能量方面：「陰平陽秘，精神乃治。」傳統醫學強調機體陰陽關係的平衡。刮痧對身體正負能量有雙向調節作用，可以改善和調整臟腑功能，使其恢復平衡。

至於出痧的過程是一種血管擴張至毛細血管破裂，血流外溢，皮膚局部形成瘀血斑的現象。瘀血紅斑顏色的深淺通常是病症輕重的反映。較重的病症，「痧」出得多顏色較深，病症較輕，「痧」出得少，顏色也較淺。通常情況下，皮膚上的「瘀血」會在 3 至 5 天內逐漸消退，最遲不超過 1 周即會恢復正常，不僅不會損害皮膚，而且由於這種方法活血化瘀，加強了局部的血液循環，會使皮膚變得比原來還要健康。

第三節　刮痧方法

刮痧技術的可追溯到舊石器時代，人們患病時往往會本能地用手或石片撫摩、捶擊體表某一部位，有時竟使疾病獲得緩解。通過長期的發展與積累，逐步形成砭石治病的方法。刮痧是中醫治療六大技法之一。六法包括：砭、針、灸、藥、按蹺、導引。砭法又分為刮痧、揪痧、吮痧和刺絡法。砭石是針刺術、刮痧法的萌芽階段，刮痧技術可以說是砭石技術的延續、發展或另一種存在形式。傳統的刮痧技術主要適應證為痧病，在刮痧之前為避免皮膚受傷，可以在要刮的部位塗上一層薄薄的輔助介質，這些輔助介質包括水、油、嬰兒油、面霜、凡士林、橄欖油等都可以，輔助介質的作用是刮痧時增加皮膚潤滑作用，作者常用之潤滑劑為水。

刮痧技術發展至今，刮拭工具外部構造，表面光潔等方面更加適合人體各部位刮痧的需要。刮痧治療在皮膚表面進行，不需服用任何藥物，沒有副作用。頸、背、腹、上肢、下肢部從上向下刮試，胸部從內向外刮試；一般來講，順著經絡的走向進行刮，即為補刮；逆著經絡的走向進行刮拭即為瀉刮，時間長短以自我感覺舒服為原則。刮痧後皮膚表面會出現紅、紫、黑斑的「出痧」現象。這是一種刮痧後出現的正常反應，數天後一般會自行消失，不需作特殊處理。刮痧部位一般為脊背、頸部、胸腹、肘窩等，一個人會不會出痧，和個人體質有關。每個人體質不同，出痧的情形也不同。有人輕刮幾下就出現瘀斑，有些人怎麼刮都不出痧，切勿因一定要刮出瘀紫，而太過用力刮痧或硬刮造成皮膚受傷。

第四節　刮痧禁項

《沈氏尊生書》云：

> 肌膚痧，用油鹽刮之，則毒不內攻。血肉痧，看青紫筋刺之，則毒有所泄。腸胃及脾肝腎三陰痧，須辨經絡臟腑在氣在血，則痧氣內攻者，可消可散可驅，而除其病根也。且凡病用藥得宜，斷無不效，獨痧症竟有得宜亦不效者何故？夫痧，熱毒也，熱毒宜涼不宜溫，宜消不宜補，湯劑入口，必須帶涼，涼則直入腸胃，而肌膚血肉之間，雖有良劑，安能得至，故治痧者，莫先於刮放也。

清　沈金鰲

一、實施禁項

刮痧時應注意室內保暖，尤其是在冬季應避寒冷與風口。夏季刮痧時，應回避風扇直接吹刮試部位。刮痧出痧後半小時內不要洗冷水澡。前一次刮痧部位的痧斑未退之前，不宜在原處進行再次刮拭出痧。再次刮痧時間以皮膚上痧退為標準。刮痧出痧後可飲一杯溫開水，並休息 10 至 20 分鐘。刮痧技術對於大多數人都是適用的。但注意勿因刮痧力道過大或次數過頻繁，造成頸動脈受傷；或刮痧工具未消毒、身體有傷口造成感染，有以下情況的人不宜刮痧：

1、孕婦的腹部、腰骶部、婦女的乳頭。

2、有出血傾向的疾病，如白血病、血小板減少等。

3、癌症末期、有開放性傷口、皮膚高度過敏，或患皮膚病的人。

4、低血壓、久病年老、氣虛（呼吸短促、手腳無力、手腳冰冷）、血虛（臉白、唇白、牙齦白）、消瘦者。

5、醉酒、過饑、過飽、過渴、過度疲勞者。

二、五腧穴

十二經脈在肘、膝關節以下各有井、滎、輸、經、合五個腧穴，總稱五腧穴。傳統醫學將經氣的運行以水流比喻。井，是指經氣尚小，猶如泉水之初出：一般主治神志病和心中煩悶；滎，指經氣稍盛，如同泉水已成流：一般主治熱病；輸，指經氣漸盛，好似流水灌注：一般主治體重節痛；經，指經氣更盛，如同渠水流通：一般主治喘咳、咽喉病症；合，指經氣充盛，猶如水流匯合，由此匯入臟腑。一般主治腸胃等六腑病症。

附錄

一、中藥酒劑（資料來源：行政院衛生署中醫藥委員會）

藥品名稱：中藥酒劑基準方（一）

處方依據：十全大補藥酒

處方內容：

藥品名稱	加工步驟	理論份量
當歸		37.5 mg
川芎		15.0 mg
白芍		22.5 mg
熟地黃		30.0 mg
黨參		20.0 mg
茯苓		30.0 mg
白朮		30.0 mg
甘草		10.0 mg
肉桂		12.5 mg
黃耆		22.5 mg
原料酒		加至 1.0 ml

適 應 症：補血、食慾不振、營養不良、婦人產後、病後虛弱。

注意事項：高血壓、胃潰瘍忌服。

藥品名稱：中藥酒劑基準方（二）

書　　名：中國國藥固有成方選輯

方　　名：太平聖惠方

處方依據：五加皮藥酒

處方內容：

藥品名稱	加工步驟	理論份量
五加皮		38.4 mg
熟地黃		38.4 mg
丹參		38.4 mg
杜仲	去粗皮炙微黃	38.4 mg
蛇床子		38.4 mg
乾薑		38.4 mg
枸子		38.4 mg

天門冬		38.4 mg
鍾乳石		12.8 mg
原料酒		加至 1.0 ml

適 應 症：腰膝痠楚、補腎益陰、活絡止痛、小便餘瀝。

注意事項：高血壓、胃潰瘍忌服。

藥品名稱：中藥酒劑基準方（五）

書　　名：中國醫學大辭典

處方依據：周公百歲藥酒

處方內容：

藥品名稱	加工步驟	理論份量
黃耆		7.5 mg
茯神		7.5 mg
肉桂		2.25 mg
當歸		4.5 mg
生地黃		4.5 mg
熟地黃		4.5 mg
黨參		3.75 mg
白朮		3.75 mg
麥門冬		3.75 mg
茯苓		3.75 mg
陳皮		3.75 mg
山茱萸		3.75 mg
枸子		3.75 mg
川芎		3.75 mg
防風		3.75 mg
*龜版膠		3.75 mg
五味子		3.00 mg
羌活		3.75 mg
原料酒		加至 1.0 ml

適 應 症：追風定痛、強筋壯骨、筋脈攣急、風寒濕痹、氣弱陽衰、神疲體倦。

注意事項：高血壓、胃潰瘍患者忌服。

備　　考：申請查驗登記時需檢附來源證明。

藥品名稱：中藥酒劑基準方（八）

處方依據：「東引」千歲藥酒

處方內容：

藥品名稱	加工步驟	理論份量
人參		1.54mg
山萸肉		2.56 mg
黃耆		2.56 mg
覆盆子		2.05 mg
甘草		2.56 mg
川芎		1.28 mg
天門冬		1.28 mg
製首烏		7.68 mg
菟絲子		2.50 mg
肉蓯蓉		2.56 mg
玉竹		2.56 mg
五加皮		2.56 mg
丁香		1.28 mg
乾地黃		2.56 mg
當歸		2.56 mg
黃精		2.56 mg
龍眼肉		5.12 mg
蛇床子		2.56 mg
茯神		2.56 mg
遠志		2.56 mg
玄參		2.56 mg
紅花		2.05 mg
淫羊藿		5.12 mg
枸子		3.84 mg
烏藥		2.56 mg
原料酒		加至 1.00 ml

適 應 症：滋陰補腎、固元益精、健腦補血、強壯筋骨。

注意事項：高血壓、胃潰瘍患者忌服。

藥品名稱：中藥酒劑基準方（九）

處方依據：「東引」黃龍藥酒

處方內容：

藥品名稱	加工步驟	理論份量
茯神		1.870 mg
龍眼肉		15.025 mg
遠志		2.560 mg
覆盆子		1.870 mg
續斷		0.510 mg
紅花		1.280 mg
黨參		2.560 mg
肉蓯蓉		3.774 mg
蛇床子		1.870 mg
熟地黃		3.744 mg
金櫻子		0.380 mg
五加皮		0.890 mg
當歸		1.870 mg
黃耆		1.690 mg
補骨脂		1.870 mg
枸子		3.744 mg
黃精		0.890 mg
乾地黃		1.280 mg
甘草		1.080 mg
淫羊藿		3.744 mg
菟絲子		2.560 mg
鎖陽		0.770 mg
川芎		0.770 mg
原料酒		加至 1.000 ml

適 應 症：強精補腎、固元氣、行氣血、精寒陽萎、脊背痠軟。

注意事項：高血壓、胃潰瘍患者忌服。

藥品名稱：中藥酒劑基準方（十）

處方依據：「東引」風濕藥酒

處方內容：

藥品名稱	加工步驟	理論份量
山藥		2.56 mg
牛膝		2.56 mg
羌活		2.56 mg
前胡		2.56 mg

黃耆		2.56 mg
白朮		2.56 mg
何首烏		2.56 mg
獨活		2.56 mg
肉桂		2.56 mg
甘草		2.56 mg
紫草		2.56 mg
桂枝		2.56 mg
走馬胎		2.56 mg
木瓜		2.56 mg
續斷		2.56 mg
威靈仙		2.56 mg
千年健		2.56 mg
防風		2.56 mg
當歸		2.56 mg
杜仲		2.56 mg
熟地黃		2.56 mg
秦艽		2.56 mg
原料酒		加至 1.00 ml

適 應 症：驅風濕、強壯筋骨、調和氣血、腰背痠痛、關節炎。

注意事項：高血壓、胃潰瘍患者忌服。

藥品名稱：中藥酒劑基準方（十二）

處方依據：「馬祖」萬壽藥酒

處方內容：

藥品名稱	加工步驟	理論份量
龍眼肉		9.0 mg
廣木香		1.0 mg
什開		2.0 mg
沈香		7.0 mg
山梔子		3.0 mg
黨參		1.0 mg
當歸		1.4 mg
川芎		0.5 mg
玉竹		3.0 mg
肉桂		1.5 mg
陳皮		1.0 mg

五加皮		1.6 mg
原料酒		加至 1.0 ml

適 應 症：開胃健脾、補血養顏。

注意事項：高血壓、胃潰瘍患者忌服。

藥品名稱：中藥酒劑基準方（十五）

處方依據：「金門」長春萬壽藥酒

處方內容：

藥品名稱	加工步驟	理論份量
黃耆		7.50 mg
茯苓		3.75 mg
茯神		7.50 mg
肉桂		2.25 mg
全當歸		4.50 mg
熟地黃		4.50 mg
陳皮		3.75 mg
枸子		3.75 mg
川芎		3.75 mg
防風		3.75 mg
五味子		3.00 mg
羌活		3.00 mg
杜仲		4.50 mg
續斷		3.75 mg
沙參		3.75 mg
白芍		3.75 mg
秦艽		3.75 mg
前胡		3.75 mg
原料酒		加至 1.00 ml

適 應 症：追風定痛、強筋壯骨、筋脈攣急、風寒濕痺、氣弱陽衰　、神疲體倦、腰痠背痛。

注意事項：高血壓、胃潰瘍患者忌服。

藥品名稱：中藥酒劑基準方（十六）

處方依據：「金門」甘露藥酒

處方內容：

藥品名稱	加工步驟	理論份量
枸子		40.0 mg
黃精		30.0 mg
甘草		5.0 mg
原料酒		加至 1.0 ml

適 應 症：開胃健脾、補血養顏、益氣養神。

注意事項：高血壓、胃潰瘍患者忌服。

藥品名稱：中藥酒劑基準方（十八）

處方依據：「金門」龍鳳藥酒

處方內容：

藥品名稱	加工步驟	理論份量
五味子		6.3 mg
山萸肉		12.5 mg
巴戟天		6.3 mg
肉蓯蓉		12.5 mg
肉桂		2.5 mg
當歸		3.8 mg
原料酒		加至 1.0 ml

適 應 症：補腎益精、益髓強筋、養血強筋。

注意事項：高血壓、胃潰瘍患者忌服。

藥品名稱：中藥酒劑基準方（二十二）

處方依據：養生藥酒

處方內容：

藥品名稱	加工步驟	理論份量
荷花		1.7 mg
玫瑰花		1.6 mg
荷葉		1.6 mg
蓮子		1.6 mg
芡實		1.6 mg
山楂		1.6 mg
冬瓜子		1.5 mg
湖菱		1.4 mg

藕節		1.4 mg
薏苡仁		1.3 mg
荷葉蒂		1.1 mg
酸棗仁		0.9 mg
紅參		0.4 mg
蒲黃		0.4 mg
肉豆蔻		0.38 mg
丁香		0.24 mg
原料酒		加至 1.0 ml

適 應 症：體虛勞倦、潤澤肌膚。

注意事項：高血壓、胃潰瘍患者忌服。

二、三時伏氣外感篇

春溫一證，由冬令收藏未固，昔人以冬寒內伏，藏於少陰，入春發於少陽，以春木內應肝膽也，寒邪深伏，已經化熱，昔賢以黃芩湯為主方，苦寒直清裡熱，熱伏於陰，苦味堅陰，乃正治也，知溫邪忌散，不與暴感門同法，若因外邪先受，引動在裡伏熱，必先辛涼以解新邪，繼進苦寒以清裡熱，況熱乃無形之氣，時醫多用消滯，攻治有形，胃汁先涸，陰液劫盡者多矣。

風溫者，春月受風，其氣已溫，經謂春病在頭，治在上焦，肺位最高，邪必先傷，此手太陰氣分先病，失治則入手厥陰心包絡，血分亦傷，蓋足經順傳，如太陽傳陽明，人皆知之，肺病失治，逆傳心包絡，人多不知者，俗醫見身熱欬喘，不知肺病在上之旨，妄投荊防柴葛，加入枳樸杏蘇菔子查麥橘皮之屬，輒云解肌消，食有見痰喘，便用大黃礞石滾痰丸藥，致脾胃陽和傷極，陡變驚癇莫涘者多矣。

自注風溫肺病，治在上焦，夫春溫忌汗，初病投劑，宜用辛涼，若雜入消導發散，不但與肺病無涉，劫盡胃汁，肺乏津液上供，頭目清竅，徒為熱氣熏蒸鼻乾如煤，目瞑或上竄無淚，或熱深肢厥，狂躁溺澀，胸高氣促，皆是肺氣不宣化之徵，斯時若以肺藥少加一味清降，使藥力不致直趨腸中，而上痹可開，諸竅自爽，無如市醫僉云結胸，皆用連蔞柴枳苦寒直降，致閉塞愈甚，告斃者多。

又此證初因發熱喘嗽，首用辛涼清肅上焦，如薄荷連翹牛蒡象貝桑葉沙參梔皮蔞皮花粉，若色蒼熱勝煩渴，用石膏竹葉辛寒清散，痧疹亦當宗此，若日數漸多，邪不得解，芩連涼膈亦可用，至熱邪逆傳膻中，神昏目瞑，鼻竅無涕淚，諸竅欲閉，其勢危急，必用至寶丹或牛黃清心丸，病減後餘熱，只甘寒清養胃陰足矣。

春月暴暖忽冷，先受溫邪繼為冷束，欬嗽灰喘最多，辛解忌溫，只用一劑，大忌絕穀，若甚者宜晝夜豎抱勿倒，三四日，夫輕為欬，重為喘，喘急則鼻抓胸挺。自注春溫皆冬季伏邪，詳於大方諸書，幼科亦有伏邪，治從大方，然暴感為多，如頭痛惡寒，發熱喘促，鼻塞聲重，脈浮無汗，原可表散，春令溫舒，辛溫宜少用，陽經表藥，最忌混亂，至若身熱欬喘有痰之證，只宜肺藥辛解，瀉白散加前胡牛蒡薄荷之屬，消食藥只宜一二味，若二便俱通者，消食少用，須辨表裡上中下何者為急施治。

風溫乃肺先受邪，遂逆傳心包，治在上焦，不與清胃攻下同法，幼科不知，初投發散消，食不應，改用柴芩瓜蔞枳實黃連再下奪，不應，多致危殆，皆因不明手經之病耳。夏為熱病，然至已前，時令未為大熱，經以先夏至病溫，後夏至病暑，溫邪前已申明，暑熱一證，醫者易眩，夏暑發自陽明，古人以白虎湯為主方，後賢劉河間創議迴出諸家，謂溫熱時邪，當分三焦投藥，以若辛寒為主，若拘六經分證，仍是傷寒治法，致誤多矣，蓋傷寒外受之寒，必先從汗解，辛溫散邪是已，口鼻吸入之寒，即為中寒陰病，治當溫裡，分三陰見證施治。

夏令受熱，昏迷若驚，此為暑厥，即熱氣閉塞孔竅所致，……夏季秋熱，小兒泄瀉，或初愈未愈，滿口皆生疳蝕，嘗有阻塞咽候致危者，此皆在裡溼盛生熱，熱氣蒸灼，津液不生，溼熱偏傷氣分，治在上焦，或佐淡滲，世俗常刮西瓜翠衣治疳，取其輕揚滲利也，右口疳。夏季溼熱鬱蒸，脾胃氣弱，水穀之氣不運，溼著內蘊為熱，漸至浮腫腹脹，小水不，利治之非法，水溼久漬，逆行犯肺必生欬嗽喘促，甚則坐不得臥，俯不得仰，危期速矣，大凡喘必生脹，脹必生喘，方書以先喘後脹治在肺，先脹後喘治在脾，亦定論也，金匱有風水皮水石水正水黃汗，以分表裡之治，河間有三焦分消，子和有磨積逐水，皆有奧義，凡病皆本乎陰陽，通表利小便，乃宣經氣，利腑氣，是陽病治法，暖水臟，溫脾胃，補土以驅水，是陰病治法，治肺痹以輕開上，治脾必佐溫通，若陰陽表裡乘違，臟真日漓，陰陽不運，亦必作脹治，以通陽乃可奏績……。

小兒熱病最多者，以體屬純陽，六氣著人，氣血皆化為熱也，飲食不化，蘊蒸於裡，亦從熱化矣，然有解表已復熱，攻裡熱已復熱，利小便愈後復熱，養陰滋清，熱亦不除者，張季明謂元氣無所歸著，陽浮則倏熱矣，六神湯主之。秋深初涼，年發熱欬嗽，證似春月風溫證，但溫乃漸熱之稱，涼即漸冷之意，春月為病，猶是冬令固密之餘，秋令感傷，恰值夏月發泄之後，其體質之虛實不同，但溫自上受，燥自上傷，理亦相等，均是肺氣受病，秋燥一證，氣分先受，治肺為急，若延數十日之久，病必入血分，又非輕浮肺藥可治，須審體質證端，古謂治病當活潑潑地，如盤走珠耳。沈堯峰云，在天為燥，在地為金，燥亦五氣之一也，然燥萬物者，莫熯乎火，故火未有不燥，而燥未有不從火來，溫熱二證論火，即所以論燥也，若非論燥，仲景條內，兩渴字從何處得來，且熱病條云，口燥渴，明將燥字點出，喻氏云，古人以燥熱為暑，故用白虎湯主治，此悟徹之言也，明乎，此則溫熱二證，火氣兼燥，夫復何疑。

清　葉香巖

三、丹溪心法

作者：朱震亨、戴思恭

朝代：元末明初

（一）中暑

暑証，用黃連香薷飲。挾痰，加半夏、南星；虛，加人參、黃。暑病內傷者，用清暑益氣湯，著暑氣是痰，用吐。注夏屬陰虛，元氣不足，夏初春末，頭疼腳軟，食少體熱者是，宜補中益氣湯，去柴胡、升麻，加炒柏、白芍藥。挾痰者，加南星、半夏、陳皮，煎服，又或用生脈湯。暑風挾痰挾火，實者可用吐法。

暑乃夏月炎暑也，盛熱之氣者火也，有冒、有傷、有中，三者有輕重之分，虛實之辨。

或腹痛水瀉者，胃與大腸受之，惡心者，胃口有痰飲也。此二者冒暑也，可用黃連香薷飲、清暑益氣湯，蓋黃連退暑熱，香薷消蓄水。或身熱頭疼，燥亂不寧者，或身如針刺者，此為熱傷在分內也，當以解毒湯、白虎湯，加柴胡，氣如虛者，加人參。或咳嗽發寒熱，盜汗出不止，脈數者，熱在肺經，用清肺湯、柴胡天水散之類急治則可，遲則不救，成火乘金也，此為中暑。凡治病，須要明白辨別，慎勿混同施治。春秋間亦或有之，切莫執一，隨病處方為妙。戴云：暑風者，夏月卒倒，不省人事者是也。有因火者，有因痰者。火，君相二火也；暑，天地二火也。內外合而炎爍，所以卒倒也。痰者，人身之痰飲也，因暑氣入而鼓激痰飲，塞礙心之竅道，則手足不知動躡而卒倒也。此二者皆可吐。《內經》曰：火郁則發之。

吐即發散也。量其虛實而吐之，吐醒後，可用清劑調治之。

【入方】暑渴生地黃　麥冬　牛膝　炒柏　知母　葛根　甘草上銼。水煎服。

【附錄】中是陽証，中暑是陰証。脈沉弱者，切不可用寒涼藥。清熱宜天水散、五苓、白虎湯皆可。熱悶恍惚，辰砂五苓散。脈弦實，黃連香薷湯。熱甚，自汗而渴，便澀者，五苓分利之，或桂苓甘露飲。吐瀉，脈沉微甚者，可用附子大順散。

伏熱傷冷，縮脾飲、冷香飲子皆可浸冷服之。或剁蒜肉入鼻中，或研蒜水解灌之，蓋蒜氣臭烈，能通諸竅故也。

（二）中風

中風大率主血虛有痰，治痰為先，次養血行血。或屬虛，挾火（一作痰）與濕，又須分氣虛血虛。半身不遂，大率多痰，在左屬死血瘀（一作少）血，在右屬痰有熱，並氣虛。左以四物東加桃仁、紅花、竹瀝、姜汁，上以二陳湯四君子等東加竹瀝、姜汁。痰壅盛者、口眼斜者、不能言者，皆當用吐法，一吐不已，再吐。輕者用瓜蒂一錢，或稀涎散，或蝦汁，以蝦半斤，入醬、蔥、姜等料物，水煮。先吃蝦，次飲汁，後以鵝翎探引。吐痰用蝦者，蓋引其風出耳，重者用藜蘆半錢，或三分，加麝香少許，齏汁調，吐。若口噤昏迷者，灌入鼻內吐之。虛者不可吐。

氣虛卒倒者，用參補之，有痰，濃煎參東加竹瀝、姜汁；血虛用四物湯，俱用姜汁炒，恐泥痰故也，有痰再加竹瀝、姜汁入內服，能食者，去竹瀝加荊瀝。肥白人多濕，少用烏頭、附子行經，凡用烏、附，必用童便煮過，以殺其毒。初昏倒，急掐人中，至醒，然後用痰藥，以二陳湯、四君子湯、四物東加減用之；瘦人陰虛火熱，用四物東加牛膝、竹瀝、黃芩、黃柏，有痰者加痰藥，治痰氣實而能食，用荊瀝，氣虛少食，用竹瀝。此二味開經絡行血氣故也。入四物湯，必用姜汁助之。遺尿屬氣，以參補之。筋枯者，舉動則痛，是無血不能滋養其筋，不治也。《脈訣》內言諸不治証：口開手撒，眼合遺尿，吐沫直視，喉如鼾睡，肉脫筋痛，發直搖頭上竄，面赤如妝，或頭面青黑，汗綴如珠，皆不可治。

案《內經》以下，皆謂外中風邪。然地有南北之殊，不可一途而論。惟劉守真作將息失宜，水不能製火，極是。由今言之，西北二方，亦有真為風所中者，但極少爾。東南之人，多是濕土生痰，痰生熱，熱生風也。邪之所湊，其氣必虛。風之傷人，在肺臟為多。許學士謂氣中者亦有，此七情所傷。脈微而數，或浮而緊，緩而遲。必也脈遲浮可治，大數而極者死。若果外中者，則東垣所謂中血脈、中府、中臟之理，其於四肢不舉，亦有與痿相類者，當細分之。《局方》風痿同治，大謬。發揮甚詳。子和用三法，如的系邪氣卒中，痰盛實熱者可用，否則不可。

體肥中風，先吐，後以藥：蒼術　南星　酒芩　酒柏　木通　茯苓　牛膝　紅花　升麻　濃朴　甘草〔附錄〕風者，百病之始，善行而數變。行者動也，風本為熱，熱勝則風動。宜以靜勝其燥，養血是也。治須少汗，亦宜少下，多汗則虛其衛，多下則損其榮。治其在經，雖有汗下之戒，而有中臟、中府之分，中府者宜汗之，中臟者宜下之。此雖合汗下，亦不可太過，汗多則亡陽，下多則亡陰，亡陽則損其氣，亡陰則損其形。初謂表裡不和，須汗下之，表裡已和，是宜治之在經。其中府者，面顯五色，有表証而脈浮，惡風惡寒，拘急不仁，或中身之後，身之前，身之側，皆曰中府也。

其治多易。中臟者，唇吻不收，舌不轉而失音，鼻不聞香臭，耳聾而眼瞀，大小便秘結，或眼合直視，搖頭，口開，手撒，遺溺，痰如拽鋸，鼻鼾，皆曰中臟也。中臟者多不治也。六腑不和，留結為癰；五臟不和，九竅不通。無此乃在經也，初証既定，宜以大藥養之，當順時令而調陰陽，安臟腑而和營衛，少有不愈者也。風中府者，先以加減續命湯，隨証發其表。如兼中臟，則大便多秘澀，宜以三化湯通其滯。初証已定，別無他變，以大藥和治之。大抵中府者多著四肢，中臟者多滯九竅。中府者多兼中臟之証，至於舌強失音，久服大藥，能自愈也。

又因氣中，其証與中風相似，但風中多痰涎，氣中口中無涎，治之之法，調氣為先，經言治風者以理氣，氣順則痰消，徐理其風，庶可收效。又有中已，言不變，志不亂，病在分腠之間者，只宜溫肝取解汗，為可復也。凡中風，脈多沉伏，大法浮遲者吉，沉實者凶。先用麻油調蘇合香丸，或用姜汁，或用白湯調，如口噤，抉開灌之，稍醒則服八味順氣散。若痰盛者，只以省風導痰湯服之。若中則昏沉不省人事，口噤，急以生半夏末吹入鼻中，或用細辛、皂角為末吹之，噴嚏則蘇，無嚏者不治。

肥人中者，以其氣盛於外而歉於內也，肺為氣出入之道，肥者氣必急，氣急必肺邪盛，肺金克木，膽為肝之府，故痰涎壅盛。所以治之必先理氣為急，中後氣未順，痰未除，調理之劑，惟當以藿香正氣散和星香散煎服。此藥非特可治中風之証，治中氣中惡，尤宜，尋常止嘔多痰者，亦可用之。若前証多怒，宜小續命東加羚羊角；熱而渴者，湯中去附子，加秦艽半錢；恍惚錯語，加茯神、遠志各半錢；不得睡，加酸棗仁半錢；不能言，加竹瀝一蜆殼許；人虛無力者，去麻黃，加人參如其數。

若人自蘇，能言能食，惟身體不遂，急則攣蜷，緩則曳，經年不愈，以加減地仙丹常服。若飲食坐臥如常，但失音不語，只以小續命去附子，加菖蒲一錢。治風之法，初得之，即當順氣，及日久，即當活血，此萬古不易之至理，惟可以四物湯吞活絡丹愈者，正是此義。

若先不順氣化痰，遽用烏、附，又不活血，徒用防風、天麻、羌活輩，吾未見能治也。又見風中於膚腠，輒用腦麝治之者，是引風入骨髓也，尤為難治，深可戒哉！如口斜未正者，以蓖麻去殼爛搗，右涂左，左涂右，或鮮魚血入麝香少許，涂之即正。嚏嚏，初卒倒，僵仆不知人事，急以皂角末，或不臥散於鼻內吹之，就提頭頂發，立蘇。若有嚏者可治，無嚏者不治。

經曰：風從汗泄，似可微汗。正如解表，表實無汗者，散之劫之。表虛自汗者，溫之解之。若氣滯者難治，宜吐之（餘症見前）。可下者，此因內有便溺之阻隔，故裡實。若三五日不大便者，可與《機要》三化湯，或子和搜風丸，老人只以潤腸丸。理氣者，氣滯氣郁，肩膊麻痛之類，此七情也，宜烏藥順氣、八味順氣之類；理血者，無表裡之急，血弱舉發不時者，用大秦艽湯，或羌活愈風湯，兼用化痰丸子。

灸，可灸風池、百會、曲池、合谷、風市、絕骨、環跳、肩　、三裡等穴。皆灸之以鑿竅疏附方：二陳湯半夏（泡）陳皮（二兩半）白茯苓（兩半）甘草（炙，七錢半）

【附錄】法曰：四肢不收舉，俗曰癱瘓，故經所謂太過則令人四肢不舉。又曰：上太過則敦阜。阜，高也；敦，濃也。既濃而又高，則令除去，此真所謂膏粱之疾，非腎肝經虛。何以明之？經所謂三陽三陰發病，偏枯痿易，四肢不舉。三陰不足，則發偏枯；三陽有餘，則為痿易，易為變易，常用而痿弱無力也。其治則瀉令氣弱，陽衰土平而愈，故以三化湯下之。若脾虛則不用也，經所謂土不及則卑陷。卑，下也；陷，坑也。故脾病四肢不用，四肢皆稟氣於胃，而不能至經，必因脾方可得稟受也。令脾不能與胃行其津液，四肢不得稟水谷，氣日以衰，脈道不利，筋骨肌肉皆無氣以生，故不用焉。其治可大補十全散、加減四物湯，去邪留正。

愈風湯中風症，內邪已除，外邪已盡，當服此藥以行導諸經。久服大風悉去，縱有微邪，只從此藥加減治之。然治病之法，不可失於通塞，或一氣之微汗，或一旬之通利，如此乃常治之法也。久則清濁自分，營衛自和。如初覺風動，服此不至倒仆。

（三）中寒

主乎溫散有卒中天地之寒氣者，有口得寒物者。從補中益氣湯中加發散藥，屬內傷者十居八九。其法，邪之所湊，其氣必虛，只用前湯中，從所見之証，出入加減。必先用參耆托住正氣。氣虛甚者，少加附子以行參耆之劑，如果氣虛者，方可用此法。胃氣大虛，必當溫散，理中湯相宜，甚者加附子。倉卒感受大寒之氣，其病即發，非若傷寒之邪，循經以漸而深也。以上治法，宜用於南，不宜北。

戴云：此傷寒，謂身受肅殺之氣，口傷生冷物之類。因胃氣大虛，膚腠疏豁，病者脈必沉細，手足厥冷，息微身倦，雖身熱亦不渴，倦言動者是也，宜急溫之，遲則不救矣。與熱症若相似而實不同，凡脈數者，或飲水者，煩燥動搖者，皆熱病。寒熱二証，若水火然，不可得而同治，誤即殺人。

【附錄】凡症與傷寒相類者極多，皆雜証也，其詳出《內經・熱論》，自長沙以下，諸家推明甚至，千世之下，能得其粹者，東垣也。其曰：內傷極多，外傷間而有之。此發前人之所未發，後人俗，不能真切，雷同指為外傷，極謬。其或可者，蓋亦因其不敢放肆，而多用和解及平和之藥散之爾，若粗率者，則必殺人。初有感冒等輕症，不可便認作傷寒妄治，西北二方，極寒肅殺之地，故外感甚多；東南二方，溫和之地，外傷極少，雜病亦有六經所見之証，故世俗混而難別。

正治溫散，宜桂枝湯、四逆湯輩，甚者三建湯、霹靂散。從治用熱藥加涼劑引之，或熱藥須俟冷凍飲料最妙。經曰：從而逆之，此之謂也。反攻用煎烏頭之類。

傷風屬肺者多，宜辛溫或辛涼之劑散之。

戴云：新咳嗽鼻塞聲重者是也。

附方：補中益氣湯見內傷類。

（四）手足陰陽經合生見証

頭項痛。足太陽、手少陰。

黃膽。足太陰、少陰。

面赤。手少陰、厥陰、手足陽明。

目黃。手陽明、少陰、太陽、厥陰、足太陽。

耳聾。手太陽、陽明、少陽、太陰、足少陽。

喉痺。手足陽明、手少陽。

鼻鼽衄。手足陽明、太陽。

目無所見。足少陰、厥陰。

目瞳人痛。足厥陰。

面塵。足厥陰、少陰。

咽腫。足少陰、厥陰。

嗌干。手太陰、足少陰、厥陰、手少陰、太陽。

噦。手少陽、足太陰。

膈咽不通不食。足陽明、太陰。

胸滿。手太陰、足厥陰、手厥陰。

胸支滿。手厥陰、少陰。

腋腫。手厥陰、足少陽。

脅痛，手少陰、足少陽。

胸中痛。手少陰、足少陽。

善嘔苦葉。足少陽、足陽明，逆。

少氣，咳嗽，喘渴。手太陰、足少陰。

喘。手陽明、足少陰、手太陰。

臂外痛。手太陽、少陽。

掌中熱。手太陽、陽明、厥陰。

肘攣急。手厥陰、太陰。

腸滿脹。足陽明、太陰。

心痛。手少陰、厥陰、足少陰。

痔。足太陽、手足太陰熱。

淒然振寒。足陽明、少陽。

如人將捕。足少陰、厥陰。

瘧。足太陰、足三陽。

汗出。手太陽、少陰、足陽明、少陽。

身體重。手太陰、少陰。

（五）癰疽

癰疽只是熱勝血。六陽經，六陰經，有多氣少血者，有少氣多血者，有多氣多血者，不可一概論也。若夫要害處近虛怯薄處，前哲已曾論及。惟分經之言未聞，諸經惟少陽厥陰經生癰疽，理宜預防，以其多氣少血，肌肉難長，瘡久未合，必成死症。遽用驅毒利藥，以伐其陰分之血，禍不旋踵。陽滯於陰，脈浮洪弦數；陰滯於陽，脈沉細弱澀。陽滯以寒治之，陰滯以熱治之。

人中年以後，不可生癰，才有痛腫，參之脈証，但見虛弱，便與滋補氣血，可保終吉。若用尋常驅熱拔毒紓氣之藥，虛虛之禍，如指諸掌。內托之法，河間治腫於外，根盤不深，形証在表，其脈多浮，病在皮肉，非氣盛則必侵於內，急須內托以救其裡，宜復煎散，除溫散郁，使胃氣和平。如或未已，再煎半料飲之。如大便秘及煩熱，少服黃連湯。如微利及煩熱已退卻，與復煎散半兩。如此，使榮衛俱行，邪氣不能內傷也。然世俗多用排膿內補十宣散，若用之於此小瘡與冬月時令即可。

若潰瘍於夏月用之，其桂朴之溫散，佐以防風、白芷，吾恐雖有參，難為倚仗。一婦年七十，形實性急而好酒，腦生疽，才五日，脈緊急且澀，急用大黃酒煨細切，酒拌炒為末。又洒拌人參炒，入姜煎，調一錢重。又兩時再與。得睡而上半身汗，睡覺病已失。此內托之意。又一男子，年五十，形實色黑，背生紅腫，及胛骨下痛，其脈浮數而洪緊，食亦嘔。正冬月，與麻黃桂枝東加酒黃柏、生附、栝蔞子、甘草節、羌活、青皮、人參、黃芩、半夏、生姜，六帖而消。

此正內托之法，非《精要》內托散、乳香、綠豆等藥。想此方專為服丹石而發疽者設，不因丹石而發，恐非必用寬腸癰，大腸有痰積死血流注，桃仁承氣東加連翹、秦艽。近肛門破入風者難治，防風之乳癰，乳房陽明所經，乳頭厥陰所屬。乳子之母，不知調養，怒忿所逆，郁悶所遏，濃味所釀，以致厥陰之氣不行，故竅不得通而汁不得出；陽明之血沸騰，故熱甚而化膿。亦有所之子，膈有滯痰，口氣熱，合乳而睡，熱氣所吹，遂生結核。於初起時，便須忍痛，揉令稍軟，吮令汁透，自可消散。

失此不治，必成癰癤。治法：疏厥陰之滯，以青皮；清陽明之熱，細研石膏；行污濁之血，以生甘草之節；消腫導毒，以栝蔞子，或加沒藥、青橘葉、皂角刺、金銀花、當歸。或湯或散，或加減，隨意消息，須以少酒佐之。若加以艾火兩三壯於腫處，其效尤捷。不可輒用針刀，必至危困。若不得於夫，不得於舅姑，憂怒郁悶，昕夕累積，脾氣消阻，肝氣橫逆，遂成隱核，如大棋子，不痛不痒。數十年後，方為瘡陷，名曰奶岩，以其瘡形嵌凹似岩穴也。不可治矣。若於始生之際，便能消釋病根，使心清神安，然後施之治法，亦有可安之理。

乳癰方。

青皮、栝蔞、橘葉、連翹、桃仁、皂角刺、甘草節（破多加參）。

上以水煎。入酒服。

第六章　點穴技術

《針灸大成》

實症：兩腮紅赤便堅秘，小便黃色赤不止，上氣喘急脈息多，當行冷藥方可治。

虛症：面光白色糞多青，腹虛脹大嘔吐頻，眼珠青色微沉細，此為冷痰熱堪行。

明　楊繼洲

前言

穴位又叫腧穴，是人體臟腑經絡氣血輸注於體表的特定部位。腧是轉輸、輸注的意思；穴是孔隙、聚集的意思。腧穴是點穴施術的作用點，傳統記載的 361 個穴位分別歸屬於人體主要的 14 條經脈，分佈在 14 條經脈上的穴位稱為「經穴」，未列入 14 條經脈系統的稱為「奇穴」；沒有一定的名稱和位置的壓痛點或其他反應點叫「映射點」。穴位具有運輸氣血，溝通臟腑等作用。在點穴治療過程中，選取正確位置的穴位非常重要。經穴、奇穴的分佈正確位置因人而異，在取穴時應當採取自身所屬正確的位置。

腧穴的定位方法一般有以下幾種：骨度分寸法，古稱「骨度法」，是以骨節為主要標誌測量周身各部的大小、長短，並依其尺寸按比例折算作為定穴的標準。如腕橫紋至肘橫紋為 12 寸，也就是把這段長度分成 12 等份，取穴就以它作為折算的標準。2、體表標誌法：可分固定標誌和活動標誌兩類。固定標誌是指利用五官、毛髮、爪甲、乳頭以及骨節凸起和凹陷、肌肉隆起等部位作為取穴標誌而言。如兩眉中間取印堂，兩乳中間取膻中，腓骨小頭前下緣取陽陵泉等。活動標誌是指利用關節、肌肉、皮膚，隨活動而出現的孔隙、凹陷、皺紋等作為取穴標誌而言。如曲池必屈肘於橫紋頭處取之，取陽溪穴時應將拇指翹起，當拇長、短伸肌腱之間的凹陷中是穴，取耳門、聽宮、聽會等應張口，取下關應當閉口等。

手指比量法，是在分部折寸的基礎上，用手指比量取穴的方法，又稱「指寸法」。因人的手指與身體其他部分有一定的比例，所以可用患者本人的手指來測量定穴。以患者的中指屈曲時，中節內側兩端紋頭之間作為 1 寸，稱中指同身寸。適用於四肢及脊背作橫寸折算；以拇指指關節的橫度作為 1 寸，稱拇指同身寸。適用於四肢部的直寸取穴；

將食、中、無名、小指相並、以中指第二節為准，量取四指之橫度作為 3 寸，稱橫指同身寸。多用於下肢、下腹部和背部的橫寸。簡便取穴法，它是一種簡便易行的取穴方法。如兩手虎口自然平直交叉，在食指端到達處為列缺穴；垂肩屈肘取章門；兩耳角直上連線中點取百會等等。

取穴方法大致有以上四種，在點穴治療運用中，通常會相互配合，根據具體情況、部位適當選擇。點穴療法在運用時，可在呼氣時刺激穴道，可達到較佳的治療效果。因為在吸氣時，肌肉會收縮，這時指壓穴道，刺激本身並不太會被傳達。相反地，呼氣時，肌肉鬆弛柔軟，此時，若給予刺激，刺激傳導較佳。因此，要刺激穴道時，可配合呼吸的節奏進行。茲將點穴按壓療法敘述如下：

第一節　氣虛療法

主穴：百會、四神聰、太溪、命門、腎俞。

配穴：關元、脾俞、復溜、陰陵泉、湧泉穴。

一、百會穴

【穴位】百會穴，首見於《針灸甲乙經》，歸屬督脈，別名「三陽五會」。《采艾編》：「三陽五會，五之為言百也」，意為百脈於此交會。百脈之會，百病所主，頭頂正中，兩耳尖直上與當前髮際正中直上 5 寸交叉點處，手足三陽經及督脈陽氣在此交會，但以膀胱經及督脈傳入的陽氣為多，故為督脈足太陽之會。

【主治】健忘失眠、精神不振、頭昏腦脹、目眩耳鳴、中氣下陷、內臟垂脫、頭痛、高血壓、中風、久泄、宿醉、頭重腳輕、痔瘡、低血壓、目眩失眠、焦躁癲狂、癇證、耳鳴、失眠、鼻塞等。

【取穴】定位此穴道時要讓患者採用正坐的姿勢，百會穴位於人體的頭部，頂正中心，可以通過兩耳角直上連線中點，來取此穴。

二、太溪穴

【穴位】太，大也。溪，溪流也。在內踝高點與跟腱之間的凹陷中。足少陰腎經上的腧穴、原穴。腎經水液在此形成較大的溪水。益腎納氣。然穀穴位於人體的足內側緣，足舟骨粗隆下方，赤白肉際。

【主治】月經不調、遺精陽痿、小便不利、咽喉腫痛、牙痛、耳鳴、耳聾、失眠、咳嗽、氣短、腰痛、足跟痛、關節炎、精力不濟、手腳無力、風濕痛、支氣管炎、手腳冰涼等。

【取穴】取穴時，可採用正坐，平放足底或仰臥的姿勢，太溪穴位於足內側，內踝後方與腳跟骨筋腱之間的凹陷處。

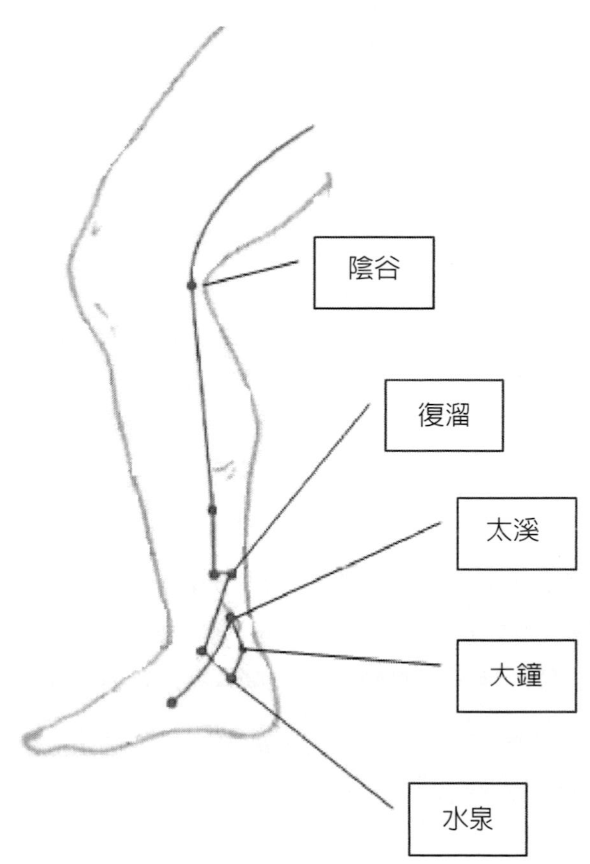

三、命門穴

【穴位】命，人之根本。門，出入的門戶。本穴因其位處腰背的正中部位，內連脊骨，在人體重力場中為位置低下之處，脊骨內的高溫高壓陰性水液由此外輸體表督脈，有維繫督脈氣血流行不息的作用，為人體的生命之本，故名命門。《難經・二十九難》言：「命門者，精神之所舍也，男子以藏精，女子以系胞，其氣與腎通」。腎精上奉於腦，化生腦髓以源源不斷的發揮腦神之作用。

【主治】虛損腰痛，脊強反折，遺尿，尿頻，泄瀉，遺精，白濁，陽痿，早洩，赤白帶下，胎屢墜，五勞七傷，頭暈耳鳴，癲癇，驚恐，手足逆冷。

【取穴】人體命門穴位於腰部，當後正中線上，第 2 腰椎棘突下凹陷中。位置正好在脊柱調節腎上腺功能的神經節段範圍。

四、腎俞穴

【穴位】腎，腎臟也。俞，輸也。腎俞名意指腎臟的寒濕水氣由此外輸膀胱經。外散腎臟之熱。第二腰椎棘突下旁開 1.5 寸處。

【主治】腎虛腰痛、腰膝酸軟、耳鳴目眩、健忘失眠、陽痿遺精、月經不調、神經衰弱、男子不育、女子不孕、肺心病氣喘、腎不納氣、小兒發育不良、全身強壯、腎臟病、高血壓、低血壓、耳鳴、精力減退等。

【取穴】通常採用俯臥姿勢，腎俞穴位於人體的腰部，當第二腰椎棘突下，左右二指寬處。

五、關元穴

【穴位】人體關元穴位於下腹部，前正中線上，當臍中下 3 寸。關，關卡也。元，元首也。關元名意指任脈氣血中的滯重水濕在此關卡不得上行。其功用為募集小腸經氣血，傳導任脈水濕。

【主治】中風脫證、虛勞冷憊、羸瘦無力、少腹疼痛、霍亂吐瀉、痢疾、脫肛、疝氣、便血、溺血、小便不利、尿頻、尿閉、遺精、白濁、陽痿、早洩、月經不調、赤白帶下、陰挺、崩漏、陰門瘙癢、惡露不止、胞衣不下、消渴、眩暈、遺尿、尿血、尿道痛、痛經、閉經、遺精、陽痿、神經衰弱、失眠症、手腳冰冷、蕁麻疹、生理不順、精力減退、減肥增肥等。

【取穴】取穴時，可採用仰臥的姿勢，關元穴位於人體的下腹部，前正中線上，從肚臍到恥骨上方畫一線，將此線五等分，從肚臍往下五分之三處，即是此穴。

六、湧泉穴

【穴位】湧，外湧而出也。泉，泉水也。該穴名意指體內腎經的經水由此外湧而出體表。本穴為腎經井穴，它聯通腎經的體內體表經脈，腎經體內經脈中的高溫高壓的水液由此外湧而出體表，故名。

【主治】神經衰弱、精力減退、倦怠感、婦女病、失眠、多眠症、高血壓、暈眩、焦躁、糖尿病、過敏性鼻炎、更年期障礙、怕冷症、腎臟病、膀胱炎、白髮、頭頂痛、眼花、咽喉痛、失音、小便不利、大便難、小兒驚風、足心熱、癲疾、霍亂轉筋、昏厥等。

【取穴】取穴時，可採用正坐或仰臥，蹺足的姿勢，人體湧泉穴位於足底部，在足前部凹陷處，第二、三趾趾縫紋頭端與足跟連線的前三分之一處。

七、復溜

【穴位】復溜。復，再也。溜，悄悄地散失也。復溜意指腎經的水濕之氣在此再次吸熱蒸發上行。

【主治】泄瀉、腸鳴、水腫、腹脹、腿腫、足痿、盜汗、身熱無汗、腰脊強痛、腎炎、神經衰弱、精力衰退、記憶力減退、手腳冰冷、手腳浮腫。該穴為人體足少陰腎經上的重要俞穴。

【取穴】取穴時，患者應正坐或者仰臥。復溜穴位於位於小腿內側，太溪穴直上 2 寸，跟腱的前方，腳踝內側中央上二指寬處，脛骨與跟腱間。

第二節　血虛療法

主穴：足三里、三陰交、血海、脾俞。
配穴：腎俞、胃俞、關元。

一、足三里穴

《醫宗金鑑・足三里穴歌》：

三里膝眼下。三寸兩筋間。能除胸脅痛。腹脹胃中寒。腸鳴並泄瀉。眼腫膝脛痠。傷寒羸瘦損。氣蠱證諸般。年過三旬後。鍼灸眼光全。

【穴位】足，指穴所在部位為足部，別於手三裡穴之名也。人體足三里穴位於小腿前外側，當犢鼻穴下 3 寸，距脛骨前緣一中指橫指，胃經氣血在此形成。

【主治】胃痛、嘔吐、噎膈、腹脹、泄瀉、痢疾、便秘、乳癰、腸癰、下肢痹痛、水腫、癲狂、腳氣、虛勞羸瘦、神經衰弱、憂鬱症、慢性胃炎、神經衰弱。

【取穴】足三里穴位於外膝眼下四橫指、脛骨邊緣。找穴時左腿用右手、右腿用左手以食指第二關節沿脛骨上移，至有突出的斜面骨頭阻擋為止，指尖處即為此穴。

二、三陰交穴

【穴位】三陰，足三陰經也。交，交會也。該穴名意指足部的三條陰經中氣血物質在本穴交會。本穴物質有脾經提供的濕熱之氣，有肝經提供的水濕風氣，有腎經提供的寒冷之氣，三條陰經氣血交會於此，故名。足太陰、少陰、厥陰經氣血在此交會。

【主治】腸鳴腹脹、泄瀉、月經不調、帶下、不孕、滯產、遺精、陽痿，遺尿，疝氣，失眠，下肢痿痹，腳氣、過胖過瘦、手腳冰冷、冷感症、更年期障礙、婦科多種疾病。。

【取穴】位於小腿內側，當足內踝尖上 3 寸，脛骨內側緣後方。

取穴時，患者迎正坐或仰臥。該穴位於人體的小腿內側，足內踝上緣三指寬，在踝尖正上方脛骨邊緣凹陷中。

三、脾俞穴

【穴位】脾，脾臟也。俞，輸也。脾俞名意指脾臟的濕熱之氣由此外輸膀胱經。

【主治】倦怠感、口渴、食欲不振、糖尿病、腹脹、黃疸、嘔吐、泄瀉、痢疾、便血、水腫、背痛等。

【取穴】取穴位的時候應採用俯臥的姿勢，脾俞穴位於人體的背部，在第十一胸椎棘突下，左右旁開 1.5 寸（約兩指寬處）。

四、胃俞穴

【穴位】胃，胃腑也。俞，輸也。外散之熱循膀胱經上行，冷降之液循膀胱經下行。胃腑的濕熱之氣由此外輸膀胱經。

【主治】消化系統疾病，如胃潰瘍、胃炎、胃痙攣、嘔吐、噁心等。

【取穴】採用俯臥的取穴姿勢，胃俞穴位於人體的背部，當第十二胸椎棘突下，左右旁開 1.5 寸（約二指寬）處即是。

《靈樞・雜症論》：

人身上部病取手陽明經，中部病取足太陰經，下部病取足厥陰經，前膺病取足陽明經，後背病取足太陽經。取經者，取經中之穴也。一病可用一二穴。

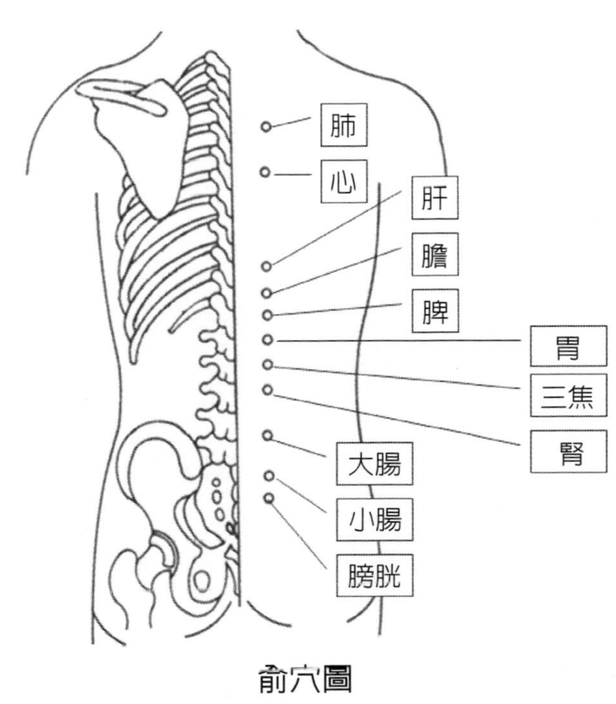

俞穴圖

第三節　痰瘀療法

主穴：豐隆、脾俞、神門。

配穴：曲池、百會、陰陵泉、風池。

一、陰陵泉穴

【穴位】陰，水也。陵，土丘也。泉，水泉穴也。脾經氣血在此會合。

【主治】膝蓋疼痛、暈眩、腹水、腹痛、食欲不振、腰腿痛、尿閉、尿失禁、遺精、陽痿、月經不調、痛經、糖尿病等。

【取穴】取該穴道的時候，患者應採用正坐或仰臥的取穴姿勢，陰陵泉穴位於人體的小腿內側，膝下脛骨內側凹陷中，與陽陵泉相對或當脛骨內側髁後下方凹陷處。

二、豐隆

【穴位】足陽明經絡，本穴主要為條口穴、上巨虛穴、下巨虛穴傳來的水濕雲氣化雨而降，雨量大且有轟隆雷聲，故名。

【主治】頭痛，眩暈，痰多咳嗽，嘔吐，便秘，水腫，癲狂痛，下肢痿痹。

【取穴】該穴位於人體的小腿前外側，當外踝尖上 8 寸，條口穴外，距脛骨前緣二中指橫指。

三、曲池

【穴位】曲，隱秘也，不太察覺之意。池，水的圍合之處、匯合之所。該穴為人體手陽明大腸經上的重要俞穴之一。

【主治】老人斑、皮膚粗糙、手肘疼痛、眼疾、牙疼；上肢癱、麻、痛；高血壓、貧血、咽喉腫痛、腹痛吐瀉、癲狂等。

【取穴】肘橫紋外側端，屈肘，當尺澤穴與肱骨外上髁連線中點。

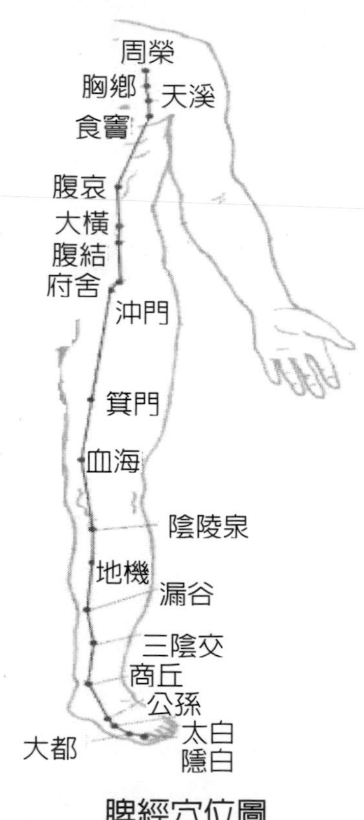

脾經穴位圖

第四節 腦鈍療法

主穴：風池、太衝、血海。

配穴：百會、神門、足三里、三陰交。

一、風池穴

【穴位】風，指穴內物質為天部的風氣。池，屯居水液之器也，指穴內物質富含水濕。意指有經氣血在此化為陽熱風氣。其在項部，當枕骨之下，與風府相平。

【主治】頭痛、眩暈、頸項強痛、目赤痛、目淚出、鼻淵、鼻出血、耳聾、氣閉、中風、口眼歪斜、瘧疾、熱病、感冒、癭氣、落枕風濕病等病症。

【取穴】風池穴位於人體的後頸部，後頭骨下，兩條大筋外緣陷窩中，相當於耳垂齊平，胸鎖乳突肌與斜方肌上端之間的凹陷處。

二、太衝穴

《醫宗金鑑・太衝穴歌》：

太衝足大指。節後二寸中。動脈知生死。能醫驚癇風。咽喉並心脹。兩足不能動。七疝偏墜腫。眼目似雲朦。亦能療腰痛。

【穴位】位於足背側，當第 1 蹠骨間隙的後方凹陷處。肝經輸穴、原穴，肝經的水濕風氣由此向上衝行。

【主治】肝臟病、牙痛、眩暈、疝氣、月經不調、癃閉、遺尿、小兒驚風、癲狂、癇證、脅痛、腹脹、黃疸、嘔逆、咽痛嗌幹、目赤腫痛、膝股內側痛、足跗腫、下肢痿痹。

【取穴】可採用正坐或仰臥的姿勢，太沖穴位於足背側，第一、二趾蹠骨連接部位中。以手指沿拇趾、次趾夾縫向上移壓，當第 1 蹠骨間隙的後方凹陷處。

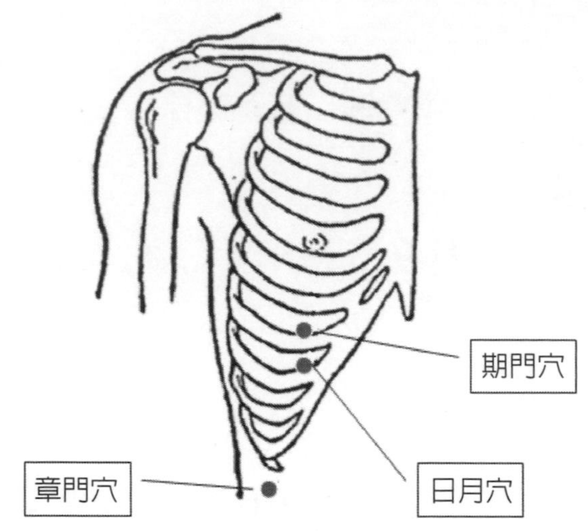

三、血海穴

【穴位】屈膝，在大腿內側，髕底內側端上 2 寸，當股四頭肌內側頭的隆起處。本穴物質為陰陵泉穴外流水液氣化上行的水濕之氣，為較高溫度較高濃度的水濕之氣，脾經所生之血在此聚集。

【主治】月經不調、膝蓋疼痛、更年期障礙、崩漏、經閉、癮疹、濕疹、丹毒。

【取穴】取該穴時候患者應採用仰臥或正坐、屈膝的姿勢，血海穴位於人體的大腿內側，從膝蓋骨內側的上角，以左手掌心按於患者右膝髕骨上緣，二至五指向上伸直，拇指約呈 45 度斜置，拇指尖下是穴。

四、神門穴

【穴位】神，與鬼相對，氣也。門，出入的門戶也。該穴為手少陰心經上的原穴，心經體內經脈的氣血物質由此交於心經體表經脈。

【主治】胸痛、便秘、焦躁、心病，心煩，驚悸，怔仲，健忘，失眠，癲狂癇，胸脅痛。

【取穴】取此穴位時應讓患者採用正坐，仰掌的取穴姿勢，神門穴位於手腕部位，手腕關節手掌側，尺側腕屈肌腱的橈側凹陷處。

附錄

一、脈訣指掌病式圖說

作者：朱震亨

朝代：元

（一）學診例

凡欲診脈，先調自氣，壓取病人，息以候其遲數，過與不及，所謂以我醫彼，智與神會，則莫之敢違。

凡診脈須先識脈息兩字，脈者神也，息者氣也，脈不自動為氣使，然所謂長則氣治，短則氣病也。

凡診脈須識人迎，氣口以辨內外因，其不與人迎氣口相應為不內外因，所謂關前一分，人命之主。

凡診脈，須先識五臟，六經本脈，然後方識病脈，歲主藏害，氣候逆傳，陰陽有時與脈為期，此之謂也。

凡診脈，須認取二十四字名狀與關前一分相符，推說證狀，與病者相應，使無差忒庶可依原治療。

（二）診脈截法斷病歌

左手：

心脈迢迢恰似弦，頭痛心熱數狂癲，男子騰空女騰跌，腎弦氣痛小腸連。

心脈頻頻來得實，其人煩悶氣喘疾，若還止絕更加臨，壬癸死之是端的。

心脈微微嘈似飢，瀉心補腎卻相宜，若共肝微能左癱，醫人調理不須疑。

心脈遲遲主嘔吐，沉加怒氣痛牽連，斯人偃息雖無事，醫者能調便與宣。

肝實眼翳能生癬，腹痛尤加腳手酸，更被醯酸來刺也，調和補藥便能安。

肝微內障甚筋攣，失血吞酸頭更旋，洪在大腸能泄利，腎微腳冷定相連。

肝經帶緩氣須疼，食拒心頭主刺酸，止代庚申辛酉死，醫人調理定難安。

肝脈浮洪偏眼赤，刺酸盜汗定相隨，數脈忽然潮熱至，斷然翻胃更無疑。

腎微經脈不調勻，腳疼衛氣不能升，帶下肝陰精不禁，肝微血敗小便頻。

腎緩腰疼尤腹痛，小便白濁色如霜，止代若遲時戊已，其人必定命傾亡。

腎洪白濁耳蟬鳴，腳熱尤加血不勻，虛熱瘖生虛又　，沉腰浮主血虛人。

腎脈琴弦赤小便，頭旋腹痛數兼淋，血氣又來浮腹脹，肝微白濁帶相並。

右手：

肺緩虛邪鼻塞時，失聲颯颯好猜疑，緩脈浮遲能吐瀉，沉遲怒氣痛難支。

肺洪勞倦兼痰熱，潮熱尤兼吐瀉來，大數中風兼鼻塞，丙丁止代已焉哉。

肺脈弦來元主嗽，平時氣急喘呼呼，頭痛更加身發熱，十分重病也能甦。

肺實冷嗽胸中痛，倦勞寒熱不曾停，浮數大腸能秘結，浮遲冷痢更來侵。

脾脈浮洪水積儲，睡魔甜鬼每相如，倦怠更加潮熱至，其人脾困藥能除。

脾脈遲弦主冷凝，朝朝貪睡不曾停，浮在脈中應腹脹，沉弦有積腹中疼。

脾實口臭胃經熱，脾困寒熱又相侵，胃翻酸水頻頻吐，纔吃　兒便逼心。

脾脈微微胃不生，終朝飲食拒人心，微濇脈來因腹脹，甲寅止代定歸真。

命門弦主渴來侵，濁帶加之更患淋，實脈轉筋兼帶濁，脈洪虛汗渴將臨。

命門微細小便頻，緩脈膀胱冷氣侵，沉緩腰疼浮緩渴，更兼遲緩小便生。

二、針灸甲乙經

作者：皇甫謐

朝代：晉

（一）八正八虛八風大論第一

黃帝問曰：歲之所以皆同病者，何氣使然？少師對曰：此八正之候也。候此者，常以冬至之日。風從南方來者，名曰虛風，賊傷人者也。其以夜半至者，萬民皆臥而不犯，故其歲民少病。其以晝至者，萬民懈惰而皆中於邪風，故民多病。虛邪入客於骨而不發於外，至其立春，陽氣大發，腠理開。有因立春之日，風從西方來，萬民皆中虛風。此兩邪相搏，經氣結代，故諸逢其風而遇其雨者，名曰遇歲露焉。因歲之和而少賊風者，民少病而少死；歲多賊風邪氣，寒溫不和，則民多病而死矣。

曰：虛邪之風，其所貴賤何如，候之奈何？曰：正月朔日，風從西方來而大，名曰白骨。將國有殃，人多死亡。正月朔日，平旦西北風行，民病多，十有三也。正月朔日，日中北風，夏，民多死（一作多病）者。正月朔日，平旦北風，春，民多死者。正月朔日，夕時北風，秋，民多死者。正月朔日，天時和溫不風，民無病；大寒疾風，民多病。

二月丑不風，民多心腹病。三月戌不溫，民多寒熱病。四月巳不暑，民多癉病。十月申不寒，民多暴死。諸所謂風者，發屋拔樹，揚沙石，起毫毛，發腠理者也。風從其衝後來者，名曰虛風，賊傷人者也，主殺害，必謹候虛風而謹避之。避邪之道，如避矢石，然後邪弗能害也。

風從南方來，名曰大弱風。其傷人也，內舍於心，外在於脈，其氣主為熱。

風從西南方來，名曰謀風。其傷人也，內舍於脾，外在於肌肉，其氣主為弱。

風從西方來，名曰剛風。其傷人也，內舍於肺，外在於皮膚，其氣主為燥。

風從西北方來，名曰折風。其傷人也，內舍於小腸，外在於手太陽之脈，脈絕則泄，脈閉則結不通，善暴死。

風從北方來，名曰大剛風。其傷人也，內舍於腎，外在於骨與肩背之膂筋，其氣主為寒風從東北方來，名曰凶風。其傷人也，內舍於大腸，外在於兩脅腋骨下及肢節。

風從東方來，名曰嬰兒風。其傷人也，內舍於肝，外在於筋紐，其氣主為濕。

風從東南方來，名曰弱風。其傷人也，內舍於胃，外在於肌，其氣主為體重。

凡此八風者，皆從其虛之鄉來，乃能病患。三虛相搏，則為暴病卒死。兩虛一實，則為淋露寒熱。犯其雨濕之地則為痿。故聖人避邪，如避矢石。其三虛偏中於邪風，則為擊仆偏枯矣。曰：四時八風之中人也，因有寒暑。寒則皮膚急，腠理閉；暑則皮膚緩，

腠理開。賊風邪氣，因得以入乎？將必須八正風邪，乃能傷人乎？曰：賊風邪氣之中人也，不得以時。然必因其開也，其入深，其內亟（一作極）也疾，其病患也卒暴；因其閉也，其人淺以留，其病人也徐以遲。曰：其有寒溫和適，腠理不開，然有卒病者，其故何也？曰：人雖平居，其腠理開閉緩急，固常有時也。夫人與天地相參，與日月相應。故月滿則海水西盛，人血氣積，肌肉充，皮膚致，毛發堅，腠理，垢著。當是之時，雖遇賊風，其入淺，亦不深。至其月郭空，則海水東盛，人血氣虛，其衛氣去，形獨居，肌肉減，皮膚緩，腠理開，毛發薄，垢澤。當是之時，遇賊風，其入深，其病患卒暴。曰：人有卒然暴死者，何邪使然？

曰：得三虛者其死疾；得三實者邪不能傷也。乘年之衰，逢月之空，失時之和，人氣乏少，因為賊風邪氣所傷，是謂三虛。故論不知三虛，工反為粗。若逢年之盛，遇月之滿，得時之和，雖有賊風邪氣，不能傷也。

（二）精神五臟論第一

黃帝問曰：凡刺之法，必先本於神。血脈營氣精神，此五臟之所藏也。何謂德、氣、生、精、神、魂、魄、心、意、志、思、智、慮，請問其故？岐伯對曰：天之在我者德

也，地之在我者氣也，德流氣薄而生也。故生之來謂之精，兩精相搏謂之神，隨神往來謂之魂，並精出入謂之魄，可以任物謂之心，心有所憶謂之意，意有所存謂之志，因志存變謂之思，因思遠慕謂之慮，因慮處物謂之智。故智以養生也，必順四時而適寒暑，和喜怒而安居處，節陰陽而調剛柔；如是則邪僻不生，長生久視。是故怵惕思慮者則神傷，神傷則恐懼流淫而不正；因悲哀動中者，則竭絕而失生；喜樂者，神憚散而不藏；愁憂者，氣閉塞而不行；盛怒者，迷惑而不治；恐懼者，蕩憚而不收（《太素》不收作失守）。

《素問》曰：怒則氣逆，甚則嘔血，及食而氣逆，故氣上。喜則氣和志達，營衛通利，故氣緩。悲則心系急，肺布葉舉，兩焦不通，營衛不散，熱氣在中，故氣消。恐則神卻，卻則上焦閉，閉則氣還，還則下焦脹，故氣不行。熱則腠理開，營衛通，汗大泄，驚則心無所倚，神無所歸，慮無所定，故氣亂。勞則喘且汗出，內外皆越，故氣耗。思則心有所傷，神有所止，氣流而不行，故氣結。（以上言九氣，其義小異大同。）

肝藏血，血舍魂；在氣為語，在液為淚。肝氣虛則恐，實則怒。《素問》曰：人臥血歸於肝，肝受血而能視，足受血而能步，掌受血而能握，指受血而能攝。

心藏脈，脈舍神；在氣為吞，在液為汗。心氣虛則悲憂，實則笑不休。

脾藏營，營舍意；在氣為噫，在液為涎。脾氣虛則四肢不用，五臟不安；實則腹脹，涇溲不利。（噫音作噯。）

肺藏氣，氣舍魄；在氣為咳，在液為涕。肺氣虛則鼻息不利少氣，實則喘喝胸憑（《九墟》作盈）仰息。

腎藏精，精舍氣；在氣為欠，在液為唾。腎氣虛則厥，實則脹，五臟不安。必審察五臟之病形，以知其氣之虛實而謹調之。

肝氣悲哀動中則傷魂，魂傷則狂妄，其精不守（一本作不精，不精則不正當）。令人陰縮而筋攣，兩脅肋骨不舉，毛悴色夭，死於秋。《素問》曰：肝在聲為呼，在變動為握，在志為怒，怒傷肝。《九卷》及《素問》又曰：精氣並於肝則憂。解曰：肝虛則恐，實則怒，怒而不已，亦生憂矣。肝之與腎，脾之與肺，互相成也。脾者土也，四臟皆受成焉。故恐發於肝而成於腎；愛發於脾，而成於肝。肝合膽，膽者中精之府也。腎藏精，故恐同其怒，怒同其恐，一過其節，則二臟俱傷，經言若錯，其歸一也。

心，怵惕思慮則傷神，神傷則恐懼自失，破（音窘）脫肉，毛悴色夭，死於冬。《素問》曰：心在聲為笑，在變動為憂，在志為喜，喜傷心。《九卷》及《素問》又曰：精氣並於心則喜，或言：心與肺脾二經有錯，何謂也？解曰：心虛則悲，悲則憂；心實則笑，笑則喜。心之與肺，脾之與心，亦互相成也。故喜發於心而成於肺，思發於脾而成於心，一過其節，則二臟俱傷。此經互言其義耳，非有錯也。（又楊上善云：心之憂在心變動，肺之憂在肺之志。是則肺主於秋，憂為正也；心主於憂，變而生憂也）

脾，愁憂不解則傷意，意傷則悶亂，四肢不舉，毛悴色夭，死於春。《素問》曰：脾在聲為歌，在變動為噦，在志為思，思傷脾。《九卷》及《素問》又曰：精氣並於脾則飢（一作畏。）

肺喜樂，樂極則傷魄，魄傷則狂，狂者意不存，其人皮革焦，毛悴色夭，死於夏。《素問》曰：肺在聲為哭，在變動為咳，在志為憂，憂傷肺。《九卷》及《素問》又曰：精氣並於肺則悲。

腎，盛怒不止則傷志，志傷則喜忘其前言，腰脊不可俯仰，毛悴色夭，死於季夏。《素問》曰；腎在聲為呻，在變動為栗，在志為怒，怒傷腎。《九卷》及《素問》又曰：精氣並於腎則恐，故恐懼而不改（一作解）則傷精，精傷則骨酸痿厥，精時自下。是故五臟主藏精者也，不可傷；傷則失守陰虛，陰虛則無氣，無氣則死矣。是故用針者，觀察病患之態，以知精神魂魄之存亡得失之意。五者已傷，針不可以治也。

（三）婦人雜病第十

黃帝問曰：人有重身，九月而喑，此為何病？岐伯對曰：胞之絡脈絕也。胞絡者系於腎，少陰之脈，貫腎，系舌本，故不能言，無治也，當十月復。治法曰：無損不足，益有餘，以成其辜（《素問》作）。所謂不足者，身羸瘦，無用石也。無益其有餘者，腹中有形而泄之，泄之則精出而病獨擅中，故曰成辜。曰：何以知懷子且生也？曰：身有病而無邪脈也。診女子，手少陰脈動甚者，妊子也。乳子而病熱脈懸小，手足溫則生，寒則死。乳子中風，病熱喘渴（《素問》作鳴），肩息，脈急大，緩則生，急則死。

乳子下赤白，腰俞主之。女子絕子，陰挺出不禁白瀝，上主之。女子赤白瀝，心下積脹，次主之。腰痛不可俯仰，先取缺盆，後取尾。女子赤淫時白，氣癃，月事少，中主之。女子下蒼汁不禁，赤瀝，陰中痒痛，少腹控，不可俯仰，下主之，刺腰尻交者兩胂上，以月生死為數，發針立已。腸鳴泄注，下主之。婦人乳餘疾，肓門主之。寒熱短氣，臥不安，膺窗主之。

乳癰，淒索寒熱，不可按，乳根主主之。腹滿疝積，乳餘疾，絕子陰痒，（《千金》云：奔豚上腹堅痛，下引陰中，不得小便，刺陰交入八分）刺石門。女子絕子，血在內不下，關元主之（《千金》云：胞轉不得端，少腹苦寒，陰痒及痛，經閉不通，中極主之。婦人下赤白沃後，陰中乾痛，惡合陰陽，少腹堅，小便閉，曲骨（《千金》作屈骨）主之。

女子血不通，會陰主之。婦人子臟中有惡血逆滿痛，石關主之。月水不通，奔豚泄氣，上下引腰脊痛，氣穴主之。女子赤淫，大赫主之。女子胞中痛，月水不以時休止，天樞主之（《千金》云：腹脹腸鳴，氣上沖胸，刺天樞）。小腹脹滿，痛引陰中，月水至則腰脊痛，胞中瘕，子門有寒，引髕髀，水道主之（《千金》云：大小便不通，刺水道）。

女子陰中寒，歸來主之。女子月水不利，或暴閉塞，腹脹滿，癃，淫濼身熱，腹中絞痛，疝陰腫，及乳難，子搶心，若胞衣不出，眾氣盡亂，腹滿不得反復，正偃臥，屈一膝，伸一膝，並氣沖針上入三寸，氣至瀉之。婦人無子，及少腹痛，刺氣沖主之。婦人產餘疾，食飲不下，胸脅滿，眩目足寒，心切痛，善噫，聞酸臭，脹痺，腹滿，少腹尤大，期門主之。

婦人少腹堅痛，月水不通，帶脈主之。婦人下赤白，裡急瘈，五樞主之。妒乳，(《千金》云：膺胸痛）太淵主之。絕子，商丘主之。穴在內踝前宛宛中。女子疝瘕，按之如以湯沃其股內至膝，飧泄，灸刺曲泉。婦人陰中痛，少腹堅急痛，陰陵泉主之。婦人漏下，若血閉不通，逆氣脹，血海主之。月事不利，見血而有身反敗，陰寒，行間主之。乳癰，太沖及復留主之。女子疝及少腹腫，溏泄，癃，遺溺，陰痛，面塵黑，目下痛，太沖主之。女子少腹大，乳難，嗌干嗜飲，中封主之。

女子漏血，太沖主之。女子俠臍疝，中封主之。大疝絕子，築賓主之。女子疝，小腹腫，赤白淫，時多時少，蠡溝主之。女子疝瘕，按之如以湯沃兩股中，少腹腫，陰挺出痛，經水來下，陰中腫或痒，漉青汁若葵羹，血閉無子，不嗜食，曲泉主之。婦人絕產，若未曾生產，陰廉主之。刺入八分，羊矢下一寸是也。婦人無子，涌泉主之。女子不字，陰暴出，經水漏，然谷主之。女子不下月水，照海主之（《千金》云：痺驚，善悲不樂，如墜墮，汗不出，刺照海）。婦人，水泉主之。婦人漏血，腹脹滿不得息，小便黃，陰谷主之（《千金》云：漏血，少腹脹滿如阻，體寒熱，腹偏腫，刺陰谷）。乳癰有熱，三裡主之。乳癰驚痺，脛重，足不收，跟痛，巨虛下廉主之。月水不利，見血而有身則敗及乳腫，臨泣主之。女子字難，若胞不出，昆侖主之。

（四）小兒雜病第十一

嬰兒病，在頭毛皆逆上者死。嬰兒耳間青脈起者，腹痛。大便青瓣飧泄，脈大，手足寒，難已；飧泄，脈小，手足溫者，易已。

驚癇脈五，針手足太陰各五，刺經太陽者五，刺手足少陰經絡傍者一，足陽明一，上踝五寸刺三針。

小兒驚癇，本神及前頂、囟會、天柱主之。如反視，臨泣主之。小兒驚癇加瘛，脊急強，目轉上插，縮筋主之。小兒驚癇，瘛脊強互相引，長強主之。小兒食晦頭痛，噫嘻主之。小兒癇發，目上插，攢竹主之。小兒臍風，目上插，刺絲竹空主之。小兒癇，嘔吐泄注，驚恐失精，瞻視不明眵，脈及長強主之。小兒驚癇不得息，顱息主之。小兒驚癇如有見者，列缺主之，並取陽明絡。小兒口中腥臭，胸脅滿，勞宮主之。

小兒咳而泄，不欲食者，商丘主之。小兒癇，手足擾，目昏口噤，溺黃，商丘主之。小兒癇，遺精溺，虛則病諸癇癲，實則閉癃，少腹中熱，善寐，大敦主之。小兒臍風，口不開，善驚，然谷主之。小兒腹滿不能食飲，懸鐘主之。小兒馬癇，仆參及金門主之。風從頭至足，瘛，口閉不能開，每大便腹暴滿，按之不下，噫，悲，喘，昆侖主之。

第七章　推拿技術

按摩法：

按者，謂以手往下抑之也。摩者，謂徐徐揉摩之也。此法蓋為皮膚筋肉受傷，但腫硬麻木，而骨未斷折者設也。或因跌仆閃失，以致骨縫開錯，氣血郁滯，為腫為痛，宜用按摩法，按其經絡，以通郁閉之氣，摩其壅聚，以散瘀結之腫，其患可愈。

清　吳謙

前言

推拿療法具有舒經、理筋、整復、祛瘀、活血、改善內臟功能作用，兒科臨床常用於泄瀉、嘔吐、腹痛、疳證、厭食、感冒、哮喘、遺尿、肌性斜頸、痿證等病證。推拿主要是依據患者的臨床表現，結合傳統醫學辨證理論，再選擇穴位和推拿方法，根據症候的虛實，選用脾經、腎經、心經、肝經、肺經的補瀉手法對肢體或穴位進行按摩，達到疏通經絡，活血化瘀的作用，從而使萎縮的肢體功能和其他功能的障礙得以恢復。推拿不但可以治病，還具有保健作用。採用各種手法對經絡穴位刺激，增強肌肉的新陳代謝和神經系統功能的恢復，改善血液循環，使高張力狀態下肌群得以緩解，達到補氣養血、疏通經絡、健腦益精、強筋壯骨的作用。急性出血性疾病、急性外傷、急腹症，以及局部有皮膚病者，不宜推拿。

小兒推拿古稱小兒按摩，透過按摩所產生的熱有暖身鎮痛的效果。早在魏晉時期，就有醫書記載用推拿手法治療嬰兒腸絞痛，到了明清時代，小兒推拿的發展也越來越多元，除了用於治療各種疾病，同時也用於小兒日常生活的保健，主要功能為促進新生兒身體及神經系統的發育，透過刺激穴位、經絡，調整各臟腑的機能。現今小兒推拿漸被接受，主要在於其能立即經由按摩的方式減緩孩童的不適。對安定情緒及減緩兒童五遲，提升專注力有顯著療效，特別是對於會踮腳尖走路的自閉兒可以有相當程度的改善。對痙攣型患者手法以柔為主，以免刺激太強，加重痙攣；對低張力患者，推拿時，給予較強的手法刺激，以提高肌張力。小兒推拿療法應用方便有效，不需服藥打針，操作手法要求輕快柔和、平穩著實而不飄浮，常用手法有按法、摩法、推法、拿法、掐法、揉法、搓法等。

印度瑜珈術中人體的七個能量脈輪，分別是：海底輪、臍輪、太陽輪（又稱胃輪）、心輪、喉輪、眉心輪、頂輪。脈輪從海底輪開始，由下向上沿著脊椎前方向上流動穿過臍輪，太陽輪，心輪，喉輪，眉心輪到達頂輪。太陽輪主要分佈肝、脾、胃、膽囊、胰臟等器官。臍輪主要器官為腸、腎臟。海底輪主要器官為膀胱、生殖泌尿系統。心輪主要器官為心、肺、胸腺及免疫與內分泌等系統。喉輪主要器官為嘴巴、喉嚨、甲狀腺、支氣管、耳朵及鼻子。眉心輪主要器官為視丘、腦下腺、耳、鼻、眼睛及腦的下半部。頂輪主要器官為松果腺及腦的上半部。身體的海底輪、臍輪、太陽輪、心輪、喉輪、眉心輪、頂輪等，從所處空間自然吸取能量。因此亦可根據病情，以不同的推拿手法作用於人體七個能量脈輪體表的特定部位，以調節機體的生理、病理狀況，達到治療疾病的目的。

第一節　頭頸部位

《正骨心法要旨》：

夫手法者，謂以兩手安置所傷之筋骨，使仍復於舊也。但傷有重輕，而手法各有所宜。其痊可之遲速，及遺留生理殘障與否，皆關乎手法之所施得宜，或失其宜，或未盡其法也。蓋一身之骨體，既非一致，而十二經筋之羅列序屬，又各不同，故必素知其體相，識其部位，一旦臨証，機觸於外，巧生於內，手隨心轉，法從手出。或拽之離而復合，或推之就而復位，或正其斜，或完其闕，則骨之截斷，碎斷、斜斷，筋之弛、縱、卷、攣、翻、轉、離、合，雖在肉裡，以手捫之，自悉其情，法之所施，使患者不知其苦，方稱為手法也，況所傷之處，多有關於性命者，如七竅上通腦髓，膈近心君，四末受傷，痛苦入心者，即或其人元氣素壯，敗血易於流散，可以克期而愈，手法亦不可亂施；若元氣素弱，一旦被傷，勢已難支，設手法再誤，則萬難挽回矣。此所以尤當審慎者也。

蓋正骨者，須心明手巧，既知其病情，復善用夫手法，然後治自多效。誠以手本血肉之體，其宛轉運用之妙，可以一己之卷舒，高下疾徐，輕重開合，能達病者之血氣凝滯，皮肉腫痛，筋骨攣折，與情志之苦欲也。較之以器具從事於拘製者，相去甚遠矣。是則手法者，誠正骨之首務哉。

清　吳謙

一、推拿手法

頭頸採用的推拿手法主要有：開天門，推坎宮，分推額陰陽，揉運太陽，雙揪鈴鐺，分推面頰，掐人中，點揉神庭、百會、前頂、後頂、腦空、腦戶、風池等穴，五指拿頭頂，三指拿頸項，掃散法，乾洗頭等。術者先以雙手中指指腹揉按頸椎兩側，再以中指端點按風池、風府、啞門等穴位，然後再以雙手拇指推眉間，點印堂、睛明、攢竹、魚腰、絲竹空、太陽、承漿、廉泉、迎香。後側推前額，點按上星至百會、頭維至百會三線，並根據病情重點揉按大腦各功能區的映射點。

由於腦癱的中樞性損傷病變在腦部。頭頸部推拿藉由刺激皮膚映射點可明顯地提高腦部血液循環，對中樞神經系統的功能提供了良好的保健基礎。根據傳統醫學經絡學說，頭部是人體經絡密集之處，如《內經》中說：「十二經脈，三百六十五絡，其血氣皆上於面而走空竅。」《難經・二十八難》中也說：「督脈者，起於下極之俞，並於脊裡，上至風府，入屬於腦。」故頭頸部推拿可通經活絡，恢復氣血正常功能的作用。

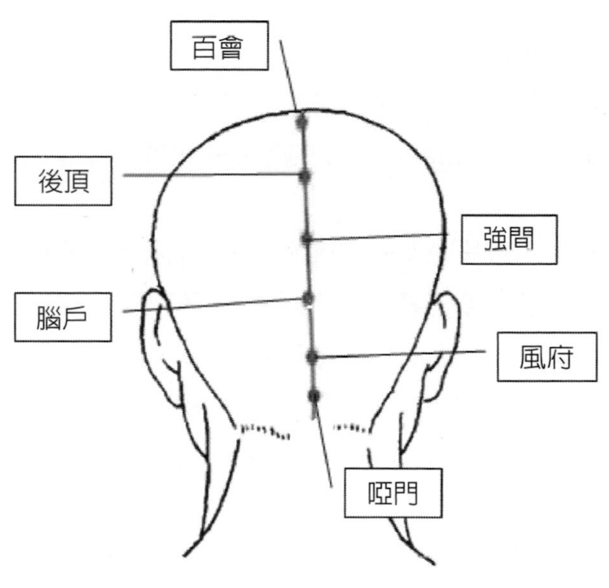

督脈穴位圖

二、腦部皮層

在患者的頭部運用推拿，主要是刺激頭皮大腦皮層的映射區，以保健患者的視力，聽力或運動神經。英文中「cortex」(皮層)這個字來自拉丁字「bark」(樹皮)。因為腦皮層是罩在腦部外的一層組織，所以因此而得名。腦皮層的厚度由 2 至 6 微米不等。左右兩邊的腦皮層，藉由一圈厚厚稱作「胼胝體」的神經纖維而相互連接。腦皮層看起來有許多重疊的隆起與溝槽，腦皮層上隆起或突出的部份稱作「腦回」(gyrus)，而溝槽部份稱作「腦渠」(sulcus)。前額葉皮質區（Prefrontal Cortex)，解決問題，情緒，複雜性的思考；運動聯合區（Motor Association Cortex)，複雜性運動的協調，例如：舞蹈；主要運動皮質區(Primary Motor Cortex)，自主性動作的啟動；主要自體感覺皮質區(Primary Somatosensory Cortex)，由身體接收觸覺訊息；感官聯合區（Sensory Association Area)，處理多重的感官訊息；視覺聯合區(Visual Association Area)，掌管複雜的視覺訊息處理；視覺皮質（Visual Cortex)，偵測簡單的視覺刺激；韋尼克氏區（Wernicke's Area)，掌管語言的理解；聽覺聯合區（Auditory Association Area)，掌管複雜性的聽覺訊息處理；聽覺皮質(Auditory Cortex)，偵測聲音的質地(音量，音質)；語言中樞：布洛卡區(Broca's Area)，掌管語言的產生與咬字的清晰程度。

例如，以三階段達成抬頭、坐起及站立的治療目的之治療計畫，可先以風池穴及頸夾脊加強頸部肌肉的肌力，再配合頭部左側運動區的刺激協助爬行的訓練。並利用督脈及膀胱經來加強腰部肌肉的肌力，使其能坐起。完成坐姿訓練後再加強刺激足部胃經及膽經的穴道來協助站立。可根據患者的臨床症狀，如有運動功能障礙的選用運動區；共濟失調者可選用平衡區；語言障礙者可根據語言障礙的類型分選語言區（語言Ⅰ區、語言Ⅱ區、語言Ⅲ區)；有感覺障礙者，可根據感覺障礙的部位選擇相對應的感覺區；有震顫者，還可選用舞蹈震顫區。有時整個頭部都感覺不適，不僅是頭痛而已，甚至會感覺頭重腳輕。這種情形除了是由感冒引發之外，疲勞及氣候發生變化時、有精神上的壓力時也會發生。指壓與揉撚對於精神上的壓力、疲勞、氣候變化等有關的頭痛及頭重，特別有效。有效重要的穴道有：百會穴、太陽穴、懸厘穴、天柱穴、風池穴等。百會穴：整個頭部都會重而痛的感覺，或是頭內部中央有刺痛時。太陽穴：太陽穴痛，與眼疾造成的頭痛。懸厘穴：偏頭痛，熱性疾病與高血壓等。天柱穴：頭後部疼痛，失眠等。

三、神經系統

神經系統分中樞神經與末梢神經兩部份。中樞神經：又分脊髓神經（支配血管收縮、擴張、血壓）與腦髓神經（司呼吸運動、血管運動、瞳孔變動）。末梢神經，是連絡中樞神經與身體末梢部分的神經，又分：

（一）腦神經：12 對，如嗅覺神經、視覺神經、顏面神經。

（二）脊髓神經：31 對，8 對頸神經、12 對胸神經、5 對腰神經、5 對仙骨神經、1 對尾骨神經。

（三）自律神經：控制呼吸、循環、消化、吸收、分泌等直接作用。又分交感神經（縱走於脊柱腹部左右）、副交感神經（分佈於部分的腦髓及脊髓神經）。

若患者中樞神經受損，致中樞神經傳導失控，不能支配相關肌肉正常運動，產生痙攣和姿態異常。推拿通過手法對肌肉、關節、神經、血管及經絡穴位的反復刺激，可以逐漸抑制肌肉的痙攣及攣縮，對遲緩肌無力型者可提高其肌張力，防止肌肉萎縮，起到舒展肢體，矯止畸形，使其逐漸恢復正常的運動感覺和運動模式。小兒推拿尚可治療小兒便秘、腹瀉、疳積、斜頸、小兒麻痹後遺症、發熱、咳嗽、驚風、嘔吐等疾病，特點是不用打針吃藥，沒有副作用，孩子容易接受。也因安全性高，對小兒免疫力有幫助。

第二節　上肢部位

一、推拿手法

上肢的推拿手法主要有拿上肢、滾上肢內外側面，點揉曲池、手三裡、內關、外關等穴，搖上肢肩、肘、腕、指關節，撚指，拔伸手指，搓上肢，抖上肢等。上肢推拿主要是協助患者手功能訓練包括：1、拿起東西；2、放下東西；3、拿起放下東西；4、手指動作；5、投擲與打擊動作；6、雙手協調性；7、手眼協調性；8、綜合性手部動作。根據病情的不同採用不同的手法。如：拿、揉、推、拿、捏、提、彈撥、抻拔、搖運、搬按、叩擊、關節被動運動及矯形法。取穴：肩井、天突、肩髃、臂臑、曲池、少海、手三裡、外關、陽池、內關、神門、合穀、勞宮、八邪、十宣等。

拔伸手指時，可以瞭解內臟的健康情形，用手指抓住另一隻手的指甲根部，強勁地加壓旋轉，由小指到拇指的順序抓住試試看，有沒有特別疼痛的手指。實際上在人的五個手指尖上都有穴位，且各與內臟有密切的關係，若某根指頭感到疼痛，則表示與其穴道有關的內臟有了某種障礙或異常的現象。小指疼痛的人，表示其心臟與小腸有了疾病。在小指尖與無名指相臨的一側有「少沖穴」，其與心臟有密切關係，心臟病發作時可用力壓小指甲的尖部位，可以抑制發作現象；在相反的一側有「少澤穴」，與小腸有密切關係，當腸子不舒服時，可強力按壓此穴位。

當無名指疼痛時，常有喉嚨痛或頭痛的現象，由於無名指有三焦經的「關沖穴」，在感冒、發熱時摩擦此穴即可。在中指上有一處「中沖穴」的心包經穴，當中暑、心臟衰竭時，中指會感到疼痛。食指上有屬於大腸經的「商陽穴」，便秘時按此指會痛，則可確定是大腸某個部位有了異常現象。大拇指上有個「少商穴」，肺疾者按此部位會疼痛得受不了。

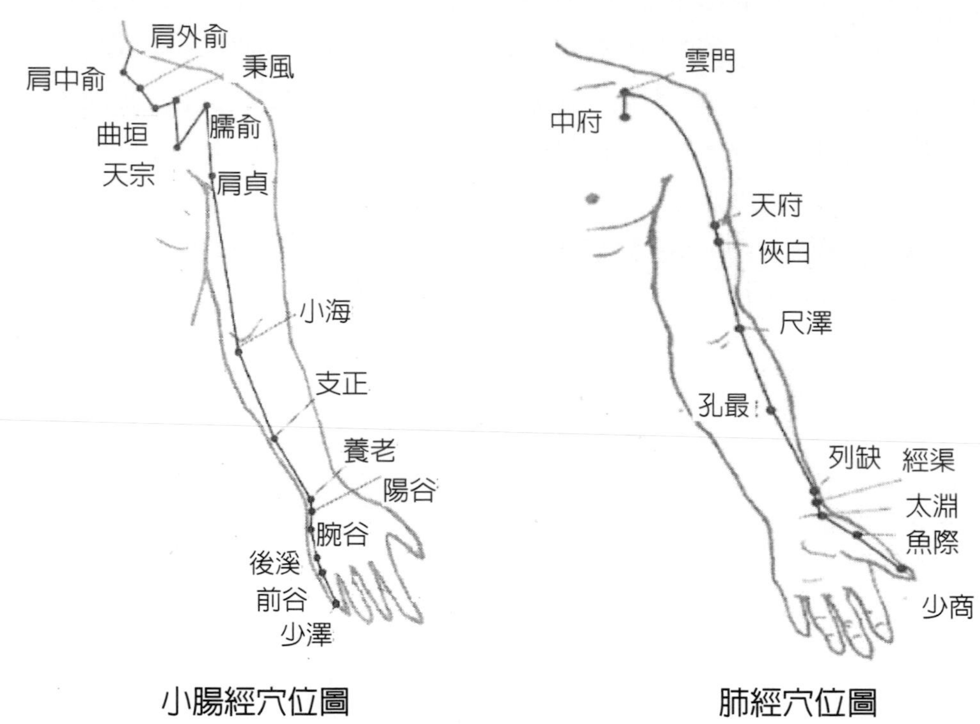

小腸經穴位圖　　肺經穴位圖

二、骨骼系統

人體骨骼系統有兩百多塊骨骼，分成六個部分：1、頭蓋骨。2、胸廓：胸骨、胸椎、左右側 12 對肋骨。3、脊柱：頸椎 7 節、胸椎 12 節、腰椎 5 節、薦椎（仙骨）1 塊、尾椎 1 塊。4、上肢骨：上肢帶（胛骨及鎖骨）、自由上肢骨。5、下肢骨：下肢帶（腸骨、坐骨、恥骨結合成髖骨）、自由下肢骨。6、骨髓、骨膜、關節等。肌肉系統分為肌肉與骨骼，收縮是肌肉的主要職責。

人類的肌肉約兩百個名稱，若分左右，則約四百個名稱。分成六部份：1、背部肌肉。2、頭頸部肌肉。3、胸部肌肉。4、腹部肌肉。5、上肢肌肉。6、下肢肌肉。

第三節　腰背部位

推拿法：

推拿，以通經絡氣血也。蓋人身之經穴，有大經細絡之分，一推一拿，視其虛實酌而用之，則有宣通補瀉之法，所以患者無不愈也。

一、推拿手法

推拿患者腰背部可以改善腦部功能，平衡臟腑、調和陰陽、增強人體免疫和腰背肌力，給患者恢復抬頭、坐、站、走等功能提供有力支撐。因此，腰背部推拿在對腦癱患者的治療中佔有重要位置，要能夠將手法與內力相結合，集意、氣、技、力於一體，方可取得預期的治療效果背部推拿手法主要為：掌揉法、指揉法、掌按法、指推法、拿捏法、點按法、肘按法、震顫法、捏脊法、指針法。

「捏脊法」普遍適用於一般孩童，通過對督脈和膀胱經的捏拿，有調整消化道及臟腑機能的效果，可以強身健體，常用於治療疳證、泄瀉、遺尿及脾胃虛弱的患者。尤其適合有過敏體質及發展遲緩的孩童。操作時嬰幼兒採俯臥位，父母位在孩子足邊，拇指在前，食指在後，延脊椎兩側肌肉，由腰臀部往肩部方向提捏皮膚，手法先輕按再提捏起皮膚約 2-3 秒，再往上慢慢移動。3 歲以下捏 2-3 遍，3 歲以上可推 3-7 分鐘。操作方法：患者俯臥。醫生兩手半握拳，兩食指抵於背脊之上，自尾椎兩旁開始，以兩手拇指伸向食指前方，合力挾住肌肉提起，而後食指向前，拇指向後退，作翻捲動作，兩手同時、向前移動，自長強穴起，一直捏到大椎穴，凡患有高熱、驚厥、急性傳染病以及嚴重心臟病、腎臟病均不能捏脊。脊背皮膚感染、出血的患者亦禁用此法。

二、任督二脈

腰背部是身體督脈和足太陽膀胱經的主要循行部位，與頭項、腦及五臟六腑有著密切關係。當導引在任督二脈運行一周稱為「小周天」，這個小周天走在身體正面的是任脈，對全身的陰經有總攬的作用。任脈循行路線自「會陰」起，上出毛際，沿腹部經前胸正中上行至頦下，經面部深入眼內，與足陽明胃經、陽蹻二經相接，凡 24 穴。而起於身體後正中線的督脈，因循行於脊髓裡，直接連結脊髓、腦，所以與人的精神、意志、思維有很大的關聯。任督二脈同時與全身的各個臟器相通，當導引充足時，身體五臟六腑就都可以直接得到滋潤。督脈為陽脈之海，循行路線自「會陰」起，上循脊柱，至枕骨下方「風府」入腦內，再上巔頂，沿前額下行至鼻柱、齦交，與任脈、足陽明胃經相接。任督二脈重要的穴道分述如下：

（一）督脈

(1) 命門

【取穴】第二、第三腰椎突起間，和肚臍相同高度。

【主治】腎臟退化，性功能退化，腰骨無力，遺精，白帶，子宮下垂，泌尿生殖器疾病，脊強，脫肛，尿床，體質虛弱，精力衰退，痛風。

(2) 大椎

【取穴】全身退熱第一大穴。頸部向前彎曲時，第七頸椎和第一胸椎間骨頭突出處。

【主治】鼻子過敏，感冒，發燒，扁桃腺炎，肩頸強硬、酸痛，手臂神經痛，尿毒，瘧疾，寒熱。

(3) 百會

【取穴】兩耳上端延長線及眉間朝向後頭部的直線，所相交的頭頂部正中。

【主治】頭暈，頭痛，高血壓，鼻炎，鼻塞，目眩，腦溢血，神經衰弱，自律神經失調，中風，驚悸，健忘，脫肛，痔瘡。

(4) 水溝

【取穴】昏迷休克急救穴。鼻柱下的人中溝狀中央。

【主治】不省人事，暈針，糖尿病，中風口噤，口眼喎斜，小兒驚風，過敏性鼻炎。

（二）任脈

改善生殖、泌尿、呼吸、消化等機能障礙的重要穴道有：

（1）會陰

【取穴】仰臥屈膝，男生在陰囊後與肛門之間，女生在後陰唇與肛門結合之間。
【主治】子宮下垂，生理痛，遺精，陽痿早洩，攝護腺肥大，痔瘡。
【備註】溺水休克的急救穴。禁灸。

（2）關元

【取穴】陰陽、氣血交關之處，可提升人的精神導引。仰臥，位於肚臍下方四指寬度的下腹中央處。
【主治】強精壯氣，遺精，陽痿早洩，子宮虛寒，帶下，痛經，不孕症，臍下絞痛，腸子便秘（順時針摩轉），常拉肚子（逆時針摩轉，可配合溫灸），遺尿，諸虛百損。

（3）神闕

【取穴】不可按，禁針，只能溫灸。仰臥，在肚臍中央。
【主治】常打哈欠，沒精神，五臟虛，腸鳴腹痛，霍亂，下痢，痛風，夜泣，驚風。

（4）中脘

【取穴】主管胃一切疾病。仰臥，在胸蔽骨至肚臍中央，肚臍上 5 指處。
【主治】幫助消化，胃痛，胃脹氣，胃下垂，胃食道逆流，消化不良腸胃炎，嘔吐，翻胃，哮喘，心痛，糖尿病。

（5）膻中

【取穴】主管一切心肺毛病。仰臥，位於胸骨正中與兩乳頭平行處。
【主治】心悸，胸悶，咳喘，氣短，痰多，憂鬱，神經衰弱，產婦少乳，乳腺炎，背部疼痛，低血壓。

（6）天突

【取穴】常配合壇中刮痧，可洩肺熱。喉結下 3 指頭寬度，胸骨正上方的凹陷處。

【主治】咳嗽，咳痰不出，喉嚨癢、痛，氣喘，胸悶，難以下嚥，甲狀腺腫。

（7）廉泉

【取穴】結上方橫紋的中央處。

【主治】中風舌根硬，口吃，口腔炎，上氣咳逆。

（8）承漿

【取穴】下唇與下顎間之凹溝中央。

【主治】口喎症（中風口眼歪斜），顏面痙攣，牙周病，牙齦浮腫，口腔炎，糖尿病，疝氣，尿赤，女子小腹起結塊。

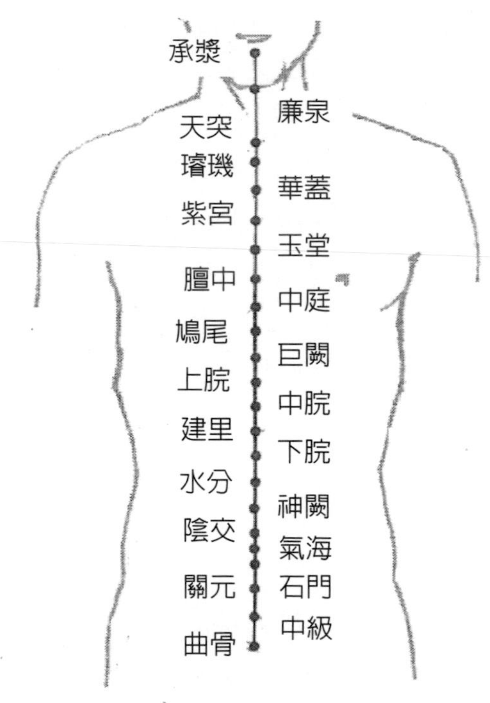

任脈穴位圖

三、腹部帶脈

小兒腹瀉又稱消化不良。是脾胃功能失調而導致的一種消化道疾病。本病四季皆有，以夏秋季較為多見。多發生於 2 歲以下的嬰幼兒，常導致小兒營養不良，生長發育遲緩等症。本病相當於現代醫學的嬰幼兒消化不良、腸吸收不良綜合症、病毒性腸炎等病症。傳統醫學認為小兒脾胃薄弱，凡餵養不當，饑飽無度，飲食生冷或不潔，或外感風寒，過熱或受涼，均可導致脾胃運化失調，而引起腹瀉。主要症狀是大便次數增多，糞便稀如水樣，常伴腹部脹痛，噁心嘔吐，發熱，食欲不振，消瘦等症狀。拍按帶脈可改善腸胃蠕動，適合容易腹瀉、腹脹與便秘的孩子；帶脈位於腹部、肚臍水準線的一條經絡，環肚腰一圈，帶脈是奇經八脈之一，有「總束諸脈」的作用。兩手掌把食指、中指併攏，以指腹輕輕的拍按腹部左右帶脈，但要避開肚臍。

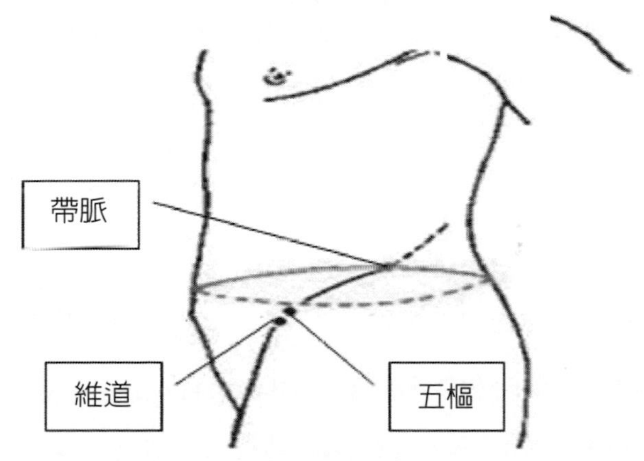

帶脈穴位圖

第四節　下肢部位

《正骨心法要旨》：

【摸法】

摸者，用手細細摸其所傷之處，或骨斷、骨碎、骨歪、骨整、骨軟、骨硬、筋強、筋柔、筋歪、筋正、筋斷、筋走、筋粗、筋翻、筋寒、筋熱，以及表裡虛實，並所患之新舊也。先摸其或為跌仆，或為錯閃，或為打撞，然後依法治之。

【接法】

接者，謂使已斷之骨，合攏一處，復歸於舊也。凡骨之跌傷錯落，或斷而兩分，或折而陷下，或碎而散亂，或岐而旁突，相其情勢，徐徐接之，使斷者復續，陷者復起，碎者復完，突者復平。或用手法，或用器具，或手法、器具分先後而兼用之，是在醫者之通達也。

【端法】

端者，兩手或一手擒定應端之處，酌其重輕，或從下往上端，或從外向內托，或直端、斜端也。蓋骨離其位，必以手法端之，則不待曠日遲久，而骨縫即合，仍須不偏不倚，庶愈後無長短不齊之患。

【提法】

提者，謂陷下之骨，提出如舊也。其法非一，有用兩手提者，有用繩帛系高處提者，有提後用器具輔之不致仍陷者，必量所傷之輕重淺深，然後施治。倘重者輕提，則病莫能愈；輕者重提，則舊患雖去，而又增新患矣。

清　吳謙

一、推拿手法

下肢的推拿手法主要有滾下肢內外側面，點揉氣沖、伏兔、鶴頂、血海、膝眼、足三裡、豐隆、解溪、陽陵泉、陰陵泉、三陰交、商丘、太溪、太衝、行間、內庭、環跳、風市、殷門、委中、承山、絕骨、昆侖、湧泉等，並根據患者病情可重點取穴。腳的關節痛幾乎都因扭傷或挫傷。扭（挫）傷原因很多，凡跌跤時用手撐地、手腕易挫傷、滑雪時腳易扭傷。日常所見的扭挫傷都是位於手腳的關節處。一般扭挫傷時，關節附近都會腫痛，如果任意甩動會徒增傷痛。輕微的扭傷，關節會微微作痛，稍微嚴重的話，會腫脹，而且有內出血現象，嚴重的挫傷，關節上下都會浮腫，有時會發熱。

為何扭挫傷會導致這種情形呢？這是由於關節在平常所能轉動範圍內轉動，而包圍關節一帶的關節包或關節相連的韌帶，勉強的被拉所致。如果劇痛或嚴重腫脹時，有可能是骨折或骨裂，應到整形外科治療。如果挫傷嚴重，則勿加以按摩，否則會使內出血或炎症更加嚴重致使骨骼異常。挫傷時首先用濕布包住患處，如果處置不當，則會繼續疼痛。儘管是輕微挫傷也不可忽視不治，尤其是運動員更不可掉以輕心。若稍微跌撞就引起扭傷，這是因體質而異。扭傷不治，或經過許久才治，即使是治癒，但是每當天氣起變化時就會感到酸痛，所以凡是扭傷切不可忽視。

二、注意事項

推拿手法上要注意有骨質關節結核、骨髓炎症、按摩部位局部皮膚破損、妊娠期、出血性疾病、急性傳染病及膿毒血症等推拿禁忌症者禁用推拿手法。而小兒因其特有的生理，其病理特點亦有別於成人，因此手法上須比成人輕，並特別強調操作的技巧和規範化的動作。主要注意事項：1、推拿手法宜輕宜緩，開始時先輕按，視孩子反應再稍加力道。2、推拿前先局部按摩，使孩子肌肉放鬆、減少恐懼。3、初生嬰兒還不會表達，推拿過程中，須時時注意孩子的反應，若出現煩躁不安或哭鬧的表現時就先暫停動作。

附錄

一、瀕湖脈學

作者：李時珍

朝代：明嘉靖四十三年

（一）經脈與脈氣

脈乃血脈，氣血之先，血之隧道，氣息應焉。
其象法地，血之府也，心之合也，皮之部也。
資始於腎，資生於胃，陽中之陰，本乎營衛。
營者陰血，衛者陽氣，營行脈中，衛行脈外。
脈不自行，隨氣而至，氣動脈應，陰陽之義。
氣如橐籥，血如波瀾，血脈氣息，上下循環。
十二經中，皆有動脈，惟手太陰，寸口取決。
此經屬肺，上系吭嗌，脈之大會，息之出入。
一呼一吸，四至為息，日夜一萬，三千五百。
一呼一吸，脈行六寸，日夜八百，十丈為準。

（二）部位、診法

初持脈時，令仰其掌，掌後高骨，是謂關上。
關前為陽，關後為陰，陽寸陰尺，先後推尋。
心肝居左，肺脾居右，腎與肺門，居兩尺部。
魂魄穀神，皆見寸口，左主司官，右主司府。
左大順男，右大順女，本命扶命，男左女右。
大前一分，人命之上，左為人迎，右為氣口。
神門決斷，兩在關後，人無二脈，病死不愈。
男女脈同，惟尺則異，陽弱陰盛，反此病至。
脈有七診，日浮中沉，上下左右，消息求尋。
又有九候，舉按輕重，三部浮沉，各候五動。
寸候胸上，關候膈下，尺候於臍，下至跟踝。

左脈候左，右脈候右，病隨所在，不病者否。

（三）五臟平脈

浮為心肺，沉為腎肝，脾胃中州，浮沉之間。
心脈之浮，浮大而散，肺脈之浮，浮澀而短。
肝脈之沉，沉而弦長，腎脈之沉，沉實而濡。
脾胃屬土，脈宜和緩，命為相火，左寸同斷。
春弦夏洪，秋毛冬石，四季和緩，是謂平脈。
太過實強，病生於外，不及虛微，病生於內。
春得秋脈，死在金日，五臟准此，推之不失。
四時百病，胃氣為本，脈貴有神，不可不審。

（四）辨脈提綱

調停自氣，呼吸定息，四至五至，平和之則。
三至為遲，遲則為冷，六至為數，數即熱證。
轉遲轉冷，轉數轉熱，遲數既明，浮沉當別。
浮沉遲數，辨內外因，外因於天，內因於人。
天有陰陽，風雨晦冥，人喜怒憂，思悲恐驚。
外因之浮，則為表證，沉裡遲陰，數則陽盛。
內因之浮，虛風所為，沉氣遲冷，數熱何疑。
浮數表熱，沉數裡熱，浮遲表虛，沉遲冷結。
表裡陰陽，風氣冷熱，辨內外因，脈證參別。
脈理浩繁，總括於四，既得提綱，引申觸類。

（五）諸脈形態

浮脈法天，輕手可得，泛泛在上，如水漂木。
有力洪大，來盛去悠，無力虛大，遲而且柔。
虛甚則散，渙漫不收，有邊無中，其名曰芤。
浮小為儒，綿浮水面，濡甚則微，不任尋按。
沉脈法地，近於筋骨，深深在下，沉極為伏。
有力為牢，實大弦長，牢甚則實，幅幅而強。

無力為弱，柔小如綿，弱甚則細，如珠絲然。
遲脈屬陰，一息三至，小駛於遲，緩不及四。
二損一敗，病不可治，兩息奪精，脈已無氣。
浮大虛散，或見芤革，浮小濡微，沉小細弱。
遲細為澀，往來極難，易散一止，止而復還。
結則來緩，止而復來，代則來緩，止不能回。
數脈屬陽，六至一息，七疾八極，九至為脫。
浮大者洪，沉大牢實，往來流利，是謂之滑。
有力為緊，彈如轉索，數見寸口，有止為促。
數見關中，動脈可候，厥厥動搖，狀如小豆。
長則氣治，過於本位，長而端直，弦脈應指。
短則氣病，不能滿部，不見於關，惟尺寸候。

（六）諸脈主病

一脈一形，各有主病，數脈相兼，則見諸證。
浮脈主表，裡必不足，有力風熱，無力血弱。
浮遲風虛，浮數風熱，浮緊風寒，浮緩風濕。
浮虛傷暑，浮芤失血，浮洪虛火，浮微勞極。
浮濡陰虛，浮散虛劇，浮弦痰飲，浮滑痰熱。
沉脈主裡，主寒主積，有力痰食，無力氣鬱。
沉遲虛寒，沉數熱伏，沉緊冷痛，沉緩水蓄。
沉牢痼冷，沉實熱極，沉弱陰虛，沉細痺濕。
沉弦飲痛，沉滑宿食，沉伏吐利，陰毒聚積。
遲脈主髒，陽氣伏潛，有力為痛，無力虛寒。
數脈主腑，主吐主狂，有力為熱，無力為瘡。
滑脈主痰，或傷於食，下為蓄血，上為吐逆。
澀脈少血，或中毒濕，反胃結腸，自汗厥逆。
弦脈主飲，病屬膽肝，弦數多熱，弦遲多寒。
浮弦支飲，沉弦懸飲，陽弦頭痛，陰弦腹痛。
緊脈主寒，又主諸痛，浮緊表寒，沉緊裡痛。

長脈氣平，短脈氣病，細則氣少，大則病進。
浮長風癇，沉短宿食，血虛脈虛，氣實脈實。
洪脈為熱，其陰則虛，細脈為濕，其血則虛。
緩大者風，緩細者濕，緩澀血少，緩滑內熱。
濡小陰虛，弱小陽竭，陽竭惡寒，陰虛發熱。
陽微惡寒，陰微發熱，男微虛損，女微瀉血。
陽動汗出，陰動發熱，為痛為驚，崩中失血。
虛寒相搏，其名曰革，男子失精，女子失血。
陽盛則促，肺癰陽毒，陽盛則結，症痂積鬱。
代則氣衰，或洩膿血，傷寒心悸，女胎三月。

（七）雜病脈象

脈之主病，有宜不宜，陰陽順逆，凶吉可推。
中風浮緩，急實則忌，浮滑中痰，沉遲中氣。
屍厥沉滑，卒不知人，入髒身冷，入腑身溫。
風傷於衛，浮緩有汗，寒傷於營，浮緊無汗。
暑傷於氣，脈虛身熱，濕傷於血，脈緩細澀。
傷寒熱病，脈喜浮洪，沉微澀小，證反必凶。
汗後脈靜，身涼則安，汗後脈躁，熱甚必難。
陽病見陰，病必危殆，陰病見陽，雖困無害。
上不至關，陽氣已竭，代脈止歇，髒絕傾危。
散脈無根，形損難醫，飲食內傷，氣口急滑。
勞倦年傷，脾脈大弱，欲知是氣，下手脈沉。
沉極則伏，澀弱久深，火鬱多沉，滑痰緊食。
氣澀血芤，數火細濕，滑主多痰，弦主留飲。
熱則滑數，寒則弦緊，浮滑兼風，沉滑兼氣。
食傷短疾，濕留孺細，瘧脈自弦，弦數者熱。
弦遲者寒，代散者折，洩瀉下痢，沉小滑弱。
實大浮洪，發熱則惡，嘔吐反胃，浮滑者昌。
弦數緊澀，結腸者亡，霍亂之候，脈代勿訝。
厥逆遲微，是則可怕，咳嗽多浮，聚肺關胃。

沉緊小危，浮濡易治，喘急息肩，浮滑者順。
沉澀肢寒，散脈逆證，病熱有火，洪數可醫。
沉微無火，無根者危，骨蒸發熱，脈數而虛。
熱而澀小，必殞其軀，勞極諸虛，浮軟微弱。
土敗雙弦，火炎急數，諸病失血，脈必見芤。
緩小可喜，數大可憂，瘀血內蓄，卻宜牢大。
沉小澀微，反成其害，遺精白濁，微澀而弱。
火盛陰虛，芤孺洪數，三消之脈，浮大者生。
細小微澀，形脫可驚，小便淋閉，鼻頭色黃。

澀小無血，數大何妨，大便燥結，須分氣血。
陽數而實，陰遲而遲，癲乃重陰，狂乃重陽。
浮洪吉兆，沉急凶殃，癇脈宜虛，實急者惡。
浮陽沉陰，滑痰數熱，喉痺之脈，數熱遲寒。
纏喉走馬，微伏則難，諸風眩暈，有火有痰。
左澀死血，右大虛看，頭痛多弦，浮風緊寒。
熱洪濕細，緩滑厥痰，氣虛弦軟，血虛微澀。
腎厥弦堅，真痛短澀，心腹之痛，其類有九。
細遲從吉，浮大延久，疝氣弦急，積聚在裡。
牢急者生，弱急者死，腰痛之脈，多沉而弦。
兼浮者風，兼緊者寒，弦滑痰飲，濡細腎著。
大乃腎虛，沉實閃肭，腳氣有四，遲寒數熱。
浮滑者風，濡細者濕，痿病肺虛，脈多微緩。
或澀或緊，或細或軟，風寒濕氣，合而為痺。
浮澀而緊，三脈乃備，五疸實熱，脈必洪數。
澀微屬虛，切忌發渴，脈得諸沉，責其有水。
浮氣與風，沉石或裡，沉數為陽，沉遲為陰。
浮大出厄，虛小可驚，脹滿脈弦，土製於木。
濕熱數洪，陰寒遲弱，浮為虛滿，緊則中實。
浮大可治，虛小危極，五臟為積，六腑為聚。
實強者生，沉細者死，中惡腹脹，緊細者生。

脈若浮大，邪氣已深，癰疽浮散，惡寒發熱。

若有痛處，癰疽所發，脈數發熱，而痛者陽。

不數不熱，不疼陰瘡，未潰癰疽，不怕洪大。

已潰癰疽，洪大可怕，肺癰已成，寸數而實。

肺痿之形，數而無力，肺癰色白，脈宜短澀。

不宜浮大，唾糊嘔血，腸癰實熱，滑數可知。

數而不熱，關脈芤虛，微澀而緊，未膿當下。

緊數膿成，切不可下。

二、外科正宗

作者：陳實功

朝代：明

（一）癰疽原委論第一

癰疽發背為何生，好好身軀出此形。凡人處世而無疾病者，水升火降精秘血盈也。養生篇曰：毋搖爾精，毋勞爾形，皈心靜默，可以長生，此皆遠世俗、忘名利、無貪嗔、卻疾病，此惟修身保命之士所能，今人豈能及哉！蓋謂靜則生水，動則生火；又水能生萬物，火能克萬物，故百病由火而生。火既生，七情六欲皆隨應而入之；既入之後，百病發焉。發於內者，為風勞、蠱膈、痰喘、內傷；發於外者，成癰疽、發背、對口、疔瘡，此皆言其大略也。故成癰者壅也，為陽，屬六腑毒騰於外，其發暴而所患浮淺，因病原稟於陽分中。蓋陽氣輕清浮而高起，故易腫、易膿、易腐、易斂，誠為不傷筋骨易治之症也。疽者沮也，為陰，屬五臟毒攻於內，其發緩而所患深沉，因病原稟於陰分中。

蓋陰血重濁性質多沉，故為傷筋蝕骨難治之症也。凡年壯氣血勝毒則順，年老毒勝氣血則險。治法載於第二論中，宜詳觀之。

內被七情干臟腑，憂愁思慮總關心。七情六欲者，盜人元氣之賊也。人能疏於此者，無不多安多壽，人若親於此者，無不有損有傷，但人能味之者鮮矣。蓋情欲之動作，無所不好，無所不為，故喜傷心，怒傷肝，憂傷肺，思傷脾，悲傷於魂魄，恐傷腎，驚傷膽。此等七情，皆耗人一身元氣之萌孽也。至於六欲者，耳聽聲音，眼觀物色，鼻聞香氣，舌貪滋味，心帷大地，意幄萬方，此等六欲，皆損人三世鐘靈之真性也。又所以為苦、為疾、為夭、為疼，以及休廢衰敗，諸病諸瘡，盡皆出於此等之情欲也。醫者患者亦宜慎察之。

外又六淫傷氣血，風寒暑濕火相臨。六淫者，風、寒、暑、濕、燥、火是也。風為四時不正浩蕩肅殺之氣，發而最能中人；寒乃節候不調、疾風豪雨、冰雪嚴寒所傷，或口貪生冷之物；暑因亢陽酷日、爍火流金、濕熱熏蒸而中，濕從坐臥久陰卑濕之地，或身驟臨風雨潮氣所侵；燥為陰虛內熱，消爍津液，不能滋潤臟腑，以致皮膚枯槁、便干為燥；火生於心緒煩擾、醇酒膏粱、房欲不閒所動。此六淫者，皆從外而入之，體實之人遇而不中者有，體弱之人感而隨發者多。

又有感之不發，邪氣客於臟腑、經絡、關節之內，積襲日久，或待內傷，或因外感，邪氣觸而發之，既發之後，當參寒熱溫涼、邪正勝負而治之。

膏粱濃味多無忌，勞傷房欲致虧陰。膏粱者，醇酒肥鮮炙爆之物也。時人多以火炭烘熏，或以油酥燥煮，其味香燥甘甜，其性咸酸辛辣，又至於涂藏濃料，頓煮重湯，以取其爽口快心，罔顧其消陰爍臟。又得於寵外家滿前，精神飛曠，溫床濃被，爐火圍匡，每至於未飢先食，未冷先綿，快意從心，色力太過，稍有不及，便去興陽，惟取快意於一時，不覺陰消於平日。況所生是疾者，不起於藜藿，盡屬於膏粱，誰識膏粱味短不及藜藿味長，凡知命者，當遠之避之，擇而用之可也。

故將五臟多乖變，自然六腑不調勻。五臟屬五行，金、木、水、火、土是也。常欲相順相生，所得木生火，火生土，土生金，金生水，水生木。

此五臟相合相生，理稟太和之氣，其疾何以生焉。是為疾者，五臟必相反相克，所被木克土，土克水，水克火，火克金，金克木。此五臟相刑相克，理返互變之機，其疾再無不作者，所謂相生者昌，相克者亡。此誠為萬物生克一定之理，豈止於疾病言哉！又謂五臟不和則六腑不通，六腑不通則九竅疲癃，九竅疲癃則留結為癰。蓋癰疽必出於臟腑乖變，開竅不得宣通而發也。治當寒邪而痛者，以溫熱散之；濕腫強痛者，滲而導之；燥搐攣痛者，滋而潤之；泄而痛者溫之，塞而痛者通之，虛而痛者補之，實而痛者瀉之，陰陽不和者調燮之，經絡秘澀者沖和之，膿脹而痛者開之，惡肉侵蝕者去之，勞而痛者逸之，損而痛者續之，此等皆為活法，惟在用者詳之。

發於心上多危險，五臟相干事可明。五臟者，心、肝、脾、肺四臟皆系於背，惟腎經一臟獨居於下。雖居於下，其臟精華、津液、元氣、元神盡行灌溉榮注於上，故四臟之火，皆賴一臟之水以濟之，所謂五臟根本皆系於背，即此之意也，凡發癰疽者，未有不先傷五臟而後發之，況背乃太陽膀胱、督脈所主，太陽者，六經之首領也；督脈者，十二經絡之統脈也。

所以瘡生於背，毒犯於此，況心乃又屬君主之位，豈容毒相犯之。凡發於此，故多成危險難治之症，醫者不可不慎而察之。

心之已下多成順，六腑之因亦許評。凡瘡生於心之以下者，除腎俞一穴外皆為緩。六腑者，足陽明胃經、手太陽小腸經、足太陽膀胱經、手厥陰心包絡經、手少陽三焦經、足少陽膽經，此六經，其名屬腑，其形在下，其氣主表，其病為癰。故疾發於五臟者為重，生於六腑者為輕，此為表裡臟腑輕重之別也。

脾家積毒生肩脊。發生於肩下脊上者，乃因飲食膏粱積毒所致。發出高腫鮮明，根腳不過兩肩者為順。先宜解毒護心為主，次宜內托清心為要，間用蠟礬丸、護心散防毒攻心。如腫平堅硬，漸大漸開，攻注兩肩胸項、腫而不定者危。

心經火毒對心臨對心發者，乃心火妄動熱極而發之也。況心為主宰，周身蘊熱流會於此，其結為患，又稱毒。君位最易傷人，刑截督經，害非輕淺。況此穴背脊多坑，固難起發，瘡形落陷，腫不高尖，治當大降心火，急疏蘊熱，頂用針通，隨行拔法，務使毒瓦斯內外疏通，各從門出，庶不內攻，方為成守。保至十五日後，內無變症，得膿為解。如是期變症漸生，堅硬漸大不作膿者，死在二十二朝先後。但此症貴在乎早治，十中可保其三、四也。

兩肩左右雙生發，肺肝積受不虛名。左搭屬肝，右搭屬肺，俱生於左、右肩骨移動之處為可治。古云：左搭串右，右搭串左，俱為難治。今治不然。余每醫左、右相串者，未嘗見其死，惟在治法得宜。有此症者，先用萬靈丹發汗疏通內外，次以清肝解郁湯、柴胡清肝湯；氣用四君子湯，血用四物湯，潰後八珍湯，俱兼六郁湯參而調治，誠為妥當。但此症原起於痰凝、氣滯、火郁，氣血不調所生。正謂郁者開之，滯者行之，如誤用瘡科解毒泄氣、誤補誤攻之藥，必致多危。

蓮子蜂窠防毒陷蜂窠、蓮子二發，多生於背，與心相近，與脊中平，輕者形長高腫，或偏半背；重者形斜平塌，兩脅俱傷，孔似蜂窠，突如蓮子，瘡形雖畏，常能多險。多生老弱不堪，反取常安常穩。大規只怕不純陽，治法何妨瘡勢惡。護心護膜，丸丹須要調停；執藥執方，活法在乎醫意。機參總論，法決存亡。

腰間腎俞發難生。腎俞發者，生於兩腰內腎陷肉之間，或正中亦發，凡生於此者，最為險候。蓋內腎乃為性命根本，藏精、藏氣、藏神，又謂受命先天，育女、育男、育壽，此等皆出於腎臟之一竅也。是為疾者，房勞過度，氣竭精傷，欲火消陰，外陽煽惑，以致真水真陰從此而耗散，既散之後，其臟必虛，所以諸火諸邪乘虛而入，既入之後，渾結為瘡。如本臟稍有真陰製火，瘡形自可紅活高腫為膿，治以人參養榮東加山萸、五味子、黃柏、知母及加減八味丸以救其源也；若瘡形色紫黑干枯、堅硬不作膿者，為真陰內敗，再無可生之理，必死在十五日前後為期也。

督脈經虛從項發，俗名對口故相稱。對口者，生於項後而對前口者是也，但有偏正之不同。發於正者，屬督脈所主；發於偏者，乃太陽膀胱所司。二者皆起於濕熱上攻凝結而成也。督脈者，發瘡雖正而反為易治，因督脈起於下，而貫脊行於上，故毒氣得之，反能沖突高腫，使邪毒不致下流低陷，乃為外發，故多易治。膀胱者，發瘡雖偏，而每為難治，蓋膀胱之脈起於巔頂，貫項兩旁、順下而行，乃與瘡毒交會下流，故瘡多平塌；又太陽膀胱主司寒水，其質多冷多沉，故瘡於此多難起發，形色多難紅活，堅硬難潰，又易流注，兩肩、胸、項作腫，十五日外無膿者，必然變黑歸陰，故多不治。俗呼以正為重，以偏為輕，此皆庸說，不得其消息故也，治以黃連消毒飲主之，餘皆降火、化痰、解毒、清心、托裡為要也。

何期耳後多生發，夭疽銳毒不非輕。發生於耳後一寸三分致命之處，誠為險惡之候。又左為夭疽，右為銳毒，夭者妖變之物也，故屬肝木；銳者鋒利之器也，是屬肺金。二者皆起於積想在心，謀慮不決，致火旺而又郁，郁而又旺以成此疾也。故形多堅硬，頭多隱伏，未潰先黑，未膿先腐，臭穢易生，元氣易敗，常得此者，毒瓦斯多致不得外發，後必內攻而死。

但此症者，初生起於隱微，令人多不知覺，及其知覺，毒已入內矣，如紅活高腫，易膿易腐者無妨。

又有脫疽生手足。脫疽之發，脫者，落也；疽者，黑腐也。此毒皆多生手足。發在骨筋，初生如粟，色似棗形，漸開漸大，筋骨伶仃，烏烏黑黑，痛割傷心，殘殘敗敗，污氣吞人，延至踝骨，性命將傾，此非天命，自喪其身，古人有法，截割可生，今人誰肯，割截為名，治法雖有，詳在後文。

慢腫難治腫易，總論中間法可憑。慢腫者，肉腫瘡不腫是也；腫者，瘡腫肉不腫亦是也。此二者，發瘡陰陽之大體，辨症順逆之末節，由此觀之，一決而定也，瘡之初起，理當升發；潰膿之後，不可用內消，宜用托藥。如不應者，乃毒勝氣血，死在旬日。或已發出而不腐潰，根腳堅硬；或軟而散大者，急投托藥，大補脾胃，不應死在二旬。若已潰而色不變紅活，亦不生肌收斂，瘡口暈大，腫痛不減，胃氣不回，急須峻補；不應者，乃脾崩，死在月餘。

諸瘡另有分門說，豈許輕於紊此呈。

（二）癰疽治法總論第二

癰疽發背怎生醫，不論陰陽先灸之，不痛灸至痛，疼灸不疼時。凡看癰疽腦項等發大瘡，先要從容立定主意，以見標日期為始，到今幾日，看瘡形與日期可否相對，相應則多吉，不應則多險。次看受病之源，發於何臟腑，出於何部位，但身體有上下，部位有險否，形色辨順逆，精神論有無。再看年紀老壯，氣血盛衰，發陰發陽，毒深毒淺，以陽為易治者多生，以陰為難治者多死。方診脈之虛實，可知順險，以決其終。凡瘡未潰前，脈要太過一、二至，已潰後，又宜不及二、三分，此為脈病相應，首尾自不變生；如其相反，恐防不測。但看法全在目力精巧，與心相應，一一參明，表裡透徹，然後方定治法。凡瘡七日以前，情勢未成，元氣未弱，不論陰陽、表裡、寒熱、虛實，俱先當灸，輕者使毒瓦斯隨火而散，重者拔引郁毒，通徹內外。所得火引毒瓦斯混合為陽，方能發腫作痛，然後可汗可攻，或消或托，兼求標本參治，必以脈合藥，以藥合病，如此治之，自然無錯矣。故藥難執方，全在活法。大抵關節首尾，俱不可損傷元氣、脾胃為要。

內服蟾酥丸一服，外將神火照三枝。凡瘡初起，七日之前，或已灸之，後未服他藥，宜用蟾酥丸一服得汗解為妙，或萬靈丹發汗亦可。所謂毒氣隨汗而散，最為捷徑。如二藥服後，發汗不出，此乃表裡閉密之故，毒亦不輕，當神妙拔根方施治，神燈照法甚效。亦不可用之太早，如瘡四、五日之間，形未聚，毒未出，若用之早，恐留郁而內毒反致難出，用須在八、九日之後，瘡勢已定，毒瓦斯已聚，未成膿腐之時，用此照之，已成者自高，未成者自消，不潰者自潰，不脫者自脫，亦且解毒活血、消腫散瘀之良法也。

用膏貼頂上，敷藥四邊圍。凡瘡最忌風寒所襲，初起之時，或已灸之後，俱當用太乙膏蓋貼頂上，功效在於拔毒、提頂、提膿、防御風寒不入；如痛高腫，陽瘡七日以後，瘡頭自有黃色稠膿相粘膏上，餘腫紅色，光亮鮮明，每日宜用蔥湯洗淨，換藥貼之，其正膿定在十一日前後出也，此為易治易安之症。如七日之後，瘡不大腫高，四邊又不痛，瘡頭亦無膿意相粘，此為陰陽相等之症，宜用化腐紫霞膏涂瘡頂上，外以膏藥蓋之，換至十日外，瘡頂漸腐，餘腫漸高，似有膿意之象，其正膿只在十五日之後可出也，此為以險成順之症。至於二十日以後無膿者，乃純陰之症，縱治亦無效矣。又如瘡之四邊根腳餘腫，其功又在敷藥收束根本庶不開大，初起時，宜用金黃散敷於四邊，乃拔毒、消腫、止痛；既潰後，當用鐵桶膏箍之，庶瘡根漸收漸緊。但諸瘡原因氣血凝滯而成，切不可純用涼藥，冰凝肌肉，多致難腐難斂，必當溫暖散滯、行瘀、拔毒、活血藥用之方為妥當也。

氣盛兮，頂自高而突起；血盛兮，根腳束而無疑。氣血者，人之所原稟，老者尚或有餘，少者亦有不足，人之命脈，全賴於此。況百病生焉，失此豈能無變，獨瘡科尤關系不淺。但腫瘍時若無正氣沖托，則瘡頂不能高腫，亦不能痛；潰膿則無真陰相滋，則瘡根不能收束，色亦不能紅活收斂。凡視瘡之頂高根活，不論老少，定知氣血有餘，故知老幼俱可無妨。又宜交會明白，交會者，瘡根與好肉交界之處，高低自然；分別明白者，瘡形與好形各無混雜，自然分明也。以此觀之，了然明白矣。

高腫起者，忌用攻利之藥，以傷元氣；平塌漫者，宜投補托之劑，以益其虛。凡瘡初發自然高起者，此瘡原屬陽症，而五內原無深毒，亦且毒發於表，便宜托裡以速其膿，忌用內消攻伐之藥，以傷脾氣，膿反難成，多致不能潰斂。又瘡初起，不高不赤，平塌漫者，此乃元氣本虛，急宜投托裡溫中健脾之藥，務要催托毒瓦斯在外，庶無變症矣。

內熱甚者，量加消毒清劑；便秘燥者，必須通利相宜；使臟腑得宣通，俾氣血自流利。腫瘍時內熱口干，脈實煩躁，便秘喜冷者，此為邪毒在裡，急與寒涼攻利，宜內疏黃連湯、四順清涼飲、內消沃雪湯俱可選用。又兼有表症者，防風通聖散去麻黃，或雙解散加桔梗、天花粉。又或小便不利者，兼入天水散、五苓散俱可合用，務使二便通利以杜其源。又有元氣素虛者，恐不勝前藥，以托裡消毒散加蜜炒大黃，或兼豬膽套法亦得，通利為度。首尾俱要閉而不結，通而不泄，得臟腑和平，表裡透徹，方可使用托裡、排膿、內補之藥。又如潰瘍時雖有口干便閉，臟腑不和，小水不利等症，此因潰後膿水出多，內亡津液，氣血虛耗，不能榮潤臟腑所致。其人必脈細而數，口和而干，飲食減少，好飲熱湯，此乃虛陽之火為病，非前說有餘所比，只宜養氣血、滋津液，和臟腑、理脾胃。如此治之，則二便自和，亦無變症，常有誤行攻利，多致不救者有矣。

十日之間瘡尚堅，必用披針，當頭點破。凡瘡十日以後，自當腐潰為膿，如期不作膿腐，仍尚堅硬者，此屬陰陽相半之症。瘡根必多深固，若不將針當頭點入寸許，開竅發泄，使毒瓦斯無從而出，必致內攻也。倘內有膿，又便易出，此為開戶逐賊之意也。

亦有十日外，瘡雖不腐潰，形尚紅活，熱、腫痛，此雖膿遲，後必有出，此又不必針之，蓋緣元氣不能充足，或失用補托之藥，又誤用寒涼，或蓋復未暖，多致膿遲，有此症者，宜用補中健脾、大托補藥，以得膿為效。

又以十五日至二十一日為期，過此外者，縱有稀膿，但元氣被毒相距日久，必致耗散，誠難歸結也。

半月之後膿亦少，須將藥筒對頂拔提，有膿血之交粘，必腐肉之易脫。如瘡半月後仍不腐潰、不作膿者，毒必內陷，急用披針品字樣當原頂寸許點開三孔，隨瘡之深淺一寸、二寸皆可入之，入針不痛，再深入不妨，隨將藥筒預先煮熱，對孔竅合之良久，候溫取下，如拔出之物，血要紅而微紫，膿要黃而帶鮮，此為血氣營運活瘡，其人必多活；又謂膿血交粘，用藥可全，色鮮紅活，腐肉易脫。

如拔出瘀血紫黑，色敗氣穢，稀水無膿者，此為氣血內敗死瘡。所謂氣敗血衰，神仙嘆哉！此等之瘡難久，候其人必在月終亡。

且如斯時內有膿而不得外發者，以針鉤向正面鉤起頑肉，用刀剪當原頂剪開寸餘，使膿管得通流，庶瘡頭無閉塞。已用藥筒拔膿之後，外既有孔，內竅亦通，瘡期又當大膿發泄之候，如尚膿少，亦非自然得出，故瘡頭必有瘀腐涂塞，內肉亦有頑膜阻隔，多致膿管不通，自難出也。須用針鉤鉤起瘡頂頑肉，以披針、利剪隨便取去寸餘頑硬之肉，取之微痛，亦自血出，俱自不妨，隨用兩手輕重得宜，從瘡根處漸漸捺至中間，剪出膿管處，內有聚膿，自然涌出，以黃色稠濃為吉，其膿日漸多者為輕，反此為慮。此功務使涂塞者開之，令膿毒外發也。

頻將湯洗，切忌風吹。凡瘡未潰前，或已用照藥後，俱要煎蔥艾湯每日淋洗瘡上一次，甚者早晚二次，使氣血疏通，易於潰散。

又已潰時及藥筒提拔之後，尤宜避風，先去舊藥，用方盤靠身瘡下放定，隨用豬蹄湯以軟絹淋湯瘡上，並入孔內輕手捺淨內膿，庶敗腐宿膿隨湯而出，以淨為度。再以軟帛疊成七、八重，勿令大干，帶湯復於瘡上，兩手輕盈旋按片時，帛溫再換，如此洗按四、五次，使血氣得疏，患者自然爽快。亦取瘀滯得通，毒瓦斯得解，腐肉得脫，疼痛得減，此手功之要法，大瘡不可缺也。候腐脫已見紅肉時，洗後隨用玉紅膏，用抿腳挑膏於手心上捺化，搽涂患之新舊肉上，外用太乙膏蓋之，四邊根腳已消處不必箍藥，每日如此，用之不數日間，膿腐盡脫，新肉頓生，更加內補調理得宜，輕瘡只在月餘，大瘡不過七十日必完口而愈。

又關節在於斯時，變生出於此候。關節者，陽瘡以十四日為關，陰瘡二十一日為節。此時務要出膿，勢定不可過攘，但膿出方自腐脫，腐脫方自肌生，肌生方自收斂，收斂方自瘡平，此為瘡之關節，亦由次序來也。如期不得膿者，後必便有變生，為一關順後必多順，一關逆後必多逆，以此觀之，不可不察也。

治當大補，得全收斂之功，切忌寒涼，致取變生之局。凡瘡潰膿之後，五臟虧損，氣血大虛，外形雖似有餘，而五內真實不足，法當純補，乃至多生。但見已潰時發熱惡寒、膿多自汗作痛者，便進十全大補湯。但見虛熱少睡，飲食不甘者，便進黃人參湯。但見皮寒虛熱，咳嗽有痰者，便進托裡清中湯。但見四肢倦怠，肌肉消瘦，面黃短氣者，便進人參養榮湯。但見膿多，心煩少食，發躁不睡者，便進聖愈湯。但見脾虧氣弱，身涼脈細，大便溏泄者，便進托裡溫中湯。但見飲食不甘，惡心嘔吐者，便進香砂六君子湯。但見脾虛下陷食少，虛熱間作者，便進補中益氣湯。但見腎虛作渴，不能相製心火者，便進加減八味丸。仿此選用。蓋托裡則氣血壯而脾胃盛，使膿穢自排，毒瓦斯自解，死肉自潰，新肉自生，飲食自進，瘡口自斂，若不務補托，而誤用寒涼，謂之真氣虛而益虛，邪氣實而益實，多至瘡毒內陷，膿多臭穢，甚則脈洪大渴，面紅氣短，此真氣虛而死矣。

蓋瘡全賴脾土，調理必要端詳。脾胃者，脾為倉廩之官，胃為水谷之海。胃主司納，脾主消導，一表一裡，一納一消，營運不息，生化無窮，至於周身氣血，遍體脈絡、四肢百骸、五臟六腑，皆借此以生養。又謂得土者昌，失土者亡。蓋脾胃盛者，則多食而易飢，其人多肥，氣血亦壯；脾胃弱者，則少食而難化，其人多瘦，氣血亦衰。所以命賴以活，病賴以安，況外科尤關緊要。善養生者，節飲食，調寒暑，戒喜怒，省勞役，此則不損其脾胃也。如不然，則精神氣血由此而日虧，臟腑脈絡由此而日損，肌肉形體由此而日削，所謂調理一失，百病生焉。故知脾胃不可不端詳矣。

冬要溫床暖室，夏宜淨幾明窗。但人之氣血，喜暖而惡寒。又謂遇寒則結，遇熱則散，況瘡乃肌肉破綻之病，若不御風寒，最為易襲。凡看瘡時，冬要著紫炭之火，旺旺暖氣，逼盡餘寒；夏宜淨幾明窗，亦庶外風不入，然後方可揭膏洗貼瘡上。

常見患者夏月縱意當風取涼，或睡臥陰濕之處，冬又不從溫床暖室，多致寒侵，輕則有妨生肌完口，重則變為崩塌不膿、不斂陰症，此常有也。凡重命君子，可不預慎哉。

飲食何須戒口，冷硬膩物休餐。飲食者，人之所賴以生養，必要適其時而食之。如人之病中腫痛時，自然痛傷胃氣，諸味不喜；直待潰後，膿毒一出，胃氣便回，方欲思食，彼時但所喜者，便可與之以接補脾胃。如所思之物，不與，此為逆其胃氣，而反致不能食也。切要不可太過，惟忌者，生冷傷脾，硬物難化，肥膩滑腸，故禁之，餘隨便用也。

癰疽雖屬外科，用藥即同內傷。古之以外科推為雜病之先，蓋此傷人迅速，關系不淺，故特設於前也。且如癰疽、腦項疔毒大瘡，情勢雖出於外，而受病之源實在內也。及其所治，豈可舍於內而治外乎？所以外不起者內加托藥，表熱甚者內必清解，血虛宜用四物湯，氣虛宜用四君子，脈虛足冷溫中，脈實身熱涼膈。以此推之，內外自無兩異。但世以瘡形言之，曰外科；治以氣血言之，即內傷。凡醫者治法，不可混於內理，以致生變症。

脈虛病虛，首尾必行補法；表實裡實，臨時暫用攻方。丹溪云：凡瘡未破，毒攻臟腑，一毫熱藥斷不可用，凡瘡既破，臟腑已虧，一毫涼藥亦不可用。誠哉是言也。茲說又有不然，且如初病未破時，脈得微、沉、緩、澀、細、數、浮、空，外形又兼身涼、自汗，便利、嘔吐少食者，瘡形又不起發，不不痛，無潰無膿，此等症者，皆緣氣血虛弱之故，若執前云未破毒攻臟腑之說，必投涼藥攻之，復損元氣，患者其生乎？其死乎？予論治病，不論首尾，難拘日數，但見脈症虛弱，便與滋補，乃可萬全。如補不應，未可安然，虛弱甚者，須用參術膏、八仙糕；陽虛自汗、食少者，單人參膏或六君子東加砂仁、木香，甚加附子；泄瀉腸鳴，胃虛嘔逆者，參苓白尤散加豆蔻、山藥、木香、柿蒂；脾虛下陷溏泄及肛門墜重者，補中益氣東加山藥、山萸、五味子，以此選用。又有表實者，身體發熱，無汗惡寒；裡實者，脈大身熱，便燥口干。假如表症急者，先用荊防敗毒散以解其表；裡症急者，先用四順清涼飲以攻其裡；表裡相兼者，宜防風通聖散發表攻裡。此隨其表裡先後，皆在活法暫時之用也。於意受補者，自無痰火內毒之相雜；不受補者，乃有陰火濕熱之兼攻。又謂補而應藥者多生，虛而不受補者不治。

病要論久新，要法在於寬治猛治。且如人之病有新久，勢有緩急，如受病之初，元氣未弱，治當隨症迎刃而解。若懼行霸道猛劑，定不能決效於危急時也。但要中病即已，故謂藥不瞑眩，厥疾不瘳。且如表症盛者，用萬靈丹大加表散；裡症急者，以內疏黃連湯急與通行。又如受病日久，邪正相拒，其元氣未有不衰弱者，縱有餘症、雜症、壞症，俱當先固其本，而後調之、和之、散之，使病氣漸退，元氣漸醒，飲食漸進，根本漸實，則餘患再無不愈之理。所謂勢孤則守，本立道生。常見治者，不論病之新久，本之盛衰，又不悟因虛致病，因病致虛，其中又有虛熱、虛寒之別，一例妄行攻治，如盲人騎瞎馬，半夜臨深池，豈不致危哉。

藥必求標本，功莫別於先醫後醫，若一概之攻補，恐兩途之誤用。凡物理皆有標本，而身病之標本，尤莫切焉。且以天地運氣標本言之，以五運為本，六氣為標，此所以參天地之化育，明五行之生克，考節候之寒溫，察民病之凶吉，又主萬物榮者皆榮，疾者皆疾，此所屬天地氣運之標本也。以身體標本言之，以五臟為本，六腑為標。五臟主裡、主血，六腑屬表、屬氣，此所以主臟腑氣血之盛衰，稟筋骨髓腦之強弱，司疾病之淺深，發生成之壽夭，此所屬身體陰陽之標本也。以疾病標本言之，先以初病為本，後以傳病為標；又以元氣為本，病氣為標。此所主寒熱、表裡、緩急之病，應汗下、補瀉、和解之方。凡治病者，必先治其本，後治其標，誠為妥當；若先治其標，後治其本，使邪氣滋甚，其病益增。

又謂緩則治其本，急則治其標，假如先得瘡疾，而後得泄瀉、嘔吐、食少等症，此又宜舍本從標之法治之，候泄止、嘔定、食進，方再治瘡，餘皆仿此。若一概攻補，必兩途誤用，此所屬疾病邪正之標本也。

又說陽變為陰，內外被寒涼克伐。瘡本發於陽者，為癰、為熱、為實、為疼。此原屬陽症易治，多因患者不覺，以為小恙，不早求治，反又外受風寒，內傷生冷；或又被醫者失於補托，而又以涼藥敷圍，圖其內消之以合病家之意，多致氣血冰凝，脾胃傷敗，使瘡毒不得外發，必致內攻，凡此症往往不救者多矣。如瘡變在十一日未出膿之前，情勢與好肉相平，不疼不熱，軟慢相兼，瘡孔止流清稀肥水，更兼身體不熱，脈亦細微，飲食厭餐，精神昏短，有此症者，瘡毒變入，真陰雖強，投溫中健脾之劑不應者，百無一生之理。如瘡變在十五日之後已出膿時，毒瓦斯已將外發，如有調攝失宜，誤餐冷物，忽變為陰者，急投托裡溫中湯、十二味異功散，輕者十全大補湯，俱倍加參、桂、附以救之，須得瘡熱作痛，膿出身溫，脈起食進者為吉。但瘡原本為陽，其人故得多生者有矣。

豈期陰變為陽，首尾得辛熱扶裝，病分真似，理究陰陽。瘡本發於陰者為疽、為冷、為硬、為虛，此原屬陰症難治，患者知覺，欲其生而故將辛香酒煎、大方熱藥以助之，醫者又欲患處高腫熱作膿，敷以熱藥，圖其起發，故瘡得藥性大熱，而轉陰為陽。其瘡雖得微腫、微熱，微痛、微膿，但瘡形終不似真陽紅活，亦不能得其真濃黃膿，如此者，其瘡不久復歸陰矣。但瘡原本於陰，其人故多死，凡值此症，若患者方寸不雜，托信於醫，而醫者又得機關透徹，治法得宜，內外融和，偶偶中節，其中亦有可生者，十中一、二矣，其要如救焚拯溺，可施者毋待少頃；其切似履冰淵，可禁者毋妄絲毫。如此而不得其生，患者實天命而已。

既有針工之異說，豈無線藥之品詳。凡瘡毒既已成，當托其膿；膿既已成，當用針通，此舉世自然之良規也。必當驗其生熟、淺深、上下而針之。假如腫高而軟者，發於肌肉，膿熟用針只針四、五分；腫下而堅者，發於筋脈，膿熟用針只在六、七分；腫平肉色不變者，毒瓦斯附於骨也，膿熟用針必須入深寸許方得見膿。又輕按熱甚便痛者，有膿且淺且稠；重按微熱方痛者，有膿且深且稀。按之陷而不起者，膿未成；按之軟而復起者，膿已成。按之都硬不痛者無膿，非是膿即瘀血也；按之都軟不痛者有膿，非是膿即濕水也。所謂有膿即當針，膿孔宜順下，若膿生而用針，氣血反泄，膿反難成；若膿熟而不針，腐潰益深，瘡口難斂；若膿深而針淺，內膿不出，外血反泄；膿淺而針深，內膿雖出，良肉受傷。元氣虛者，必先補而後針其膿，諸症悉退。又有氣癭，腫而綿軟不痛者，血癭腫而內壘成塊者，頑毒結之日久，皮腐、肉紫、根硬，四邊紅絲纏繞者，以及結核之症漸大、漸痛、漸腐者。以上四症，俱不可輕用針刀掘破，若妄用之，定然出血不止者立危。但用針之法，妙在膿隨針出而寂然無所知覺也。至於癭瘤、瘰、諸痔、諸漏、疔毒、堅硬頑瘡，此等症者，若非線藥之功，亦不能刻期取效。夫線藥乃有五、六種，難以概說，與其各病相應者，亦隨症附例於各門，以便選用，故未述於此篇。凡用者，宜善而用之。

湯散丸丹要在發而必中，神聖工巧誠為學人機關。為醫善用方，如將善用兵。善於水者，涉海潛波，瞞津撲浪；善於陸者，穿山越嶺，附葛攀藤，奇偶者，鼓舞飛揚：蹊徑者，浮沉鑽鑿。弱者可守，強者當敵，此為將得兵用兵之大法也。如為醫者，理皆仿此。其要在知人之強弱，識病之內外，究病之淺深，察時之順逆，然後可汗、可攻、或吐、或下，或宜和解，或宜補益，又知某湯善汗，某散善攻，某丸善和，某丹善補，因其病而用其方，如矢發機投之必中，中之必勝，勝之則病無不愈之理。此為醫得方，用方之大法也。又如望、聞、問、切，神、聖、工、巧亦可兼之，所謂望其形而通其神，聞其聲而明其聖，問其由而得其工，切其脈而續其巧。此四者，誠為初學之繩墨也。

至於千方百症，難將說盡短長。方不在多，心契則靈；症不在難，意會則明。方不心契，症不意會，如疏淡之交；寡游之地，性情情勢不切，何以便托用哉！故藥不應病，病不應藥，即此據也。

治在活法，貴在審詳。嘗言昔者承平，今時擾攘，所以動靜世務不同，勞逸機關已異，當原受病，從外而來；今之受病，從內而發。又古者多實，設方宜散宜宣；故今者多虛，治法宜滋、宜補。若醫者不識古知今，一概施與，必多致其夭亡者也。

用之必得其當，醫斯可以稱良；詞雖近於粗鄙，可為後學提綱。

第八章　砭灸技術

《黃帝內經・靈樞》：

黃帝問於歧伯曰：余子萬民，養百姓，而收租稅。余哀其不給，而屬有疾病。余欲勿使被毒藥，無用砭石，欲以微鍼通其經脈，調其血氣，榮其逆順出入之會。令可傳於後世，必明為之法令終而不滅，久而不絕，易用難忘，為之經紀。

前言

WHO 訂定針灸有效的適應症有 64 種，宋代王執中著的《針灸資生經》裡，記載了用針灸預防多種疾病，如刺瀉風門背不發癰疽等。明代醫家亦宣導針灸，高武在《針灸聚英》裡說：「無病而先針灸曰逆，逆，未至而迎之也。」逆，即防病之義。清代潘偉如在《衛生要求》一書中還闡發了針刺的作用，他說：「人之臟腑經絡血氣肌肉，日有不慎，外邪幹之則病。古之人以針灸為本……所以利關節和氣血，使速去邪，邪去而正自復，正復而病自愈。」

針灸療法（Acupuncture）的原則在於疏通經絡，醒腦開竅，補益肝腎，振奮督陽。取穴以督脈之大錐、命門、腰陽關、長強及肝經之太衝為主以醒腦開竅、活血化瘀，同時配合局部選穴。督脈為陽脈之海，又與腦相通，在督脈上針刺可以清腦開竅，甯心安志。太衝穴為肝經原穴，「五臟有疾，當取之十二原」，主「胸脅支滿，終日不得太息」。其中因陰虛陽亢者加勞宮，陽虛陰盛加湧泉；心脾不足者加心俞、脾俞；痰濕壅盛者加豐隆。同時主穴結合經絡辨證及對症取穴配用頭部、四肢、軀幹部穴位。例如，膝退化性關節炎屬傳統醫學「痹症」、「膝痛」、「腰腿痛」範疇，起因於肝腎不足，氣血虧損或感受風寒濕邪所引起，因此以「經之所過，病之所治」為治療原則，傳統醫學採針灸治療。如果退化性關節疼痛發生在膝內側，根據循經取穴原則，可選公孫、膝關、血海、復溜、太谿、太衝、中封、曲泉、三陰交、築賓等穴。如果疼痛發生在膝外側，則可選取解谿、內庭、犢鼻、足三裡、崑崙、委中、承山、絕骨、足臨泣、陽陵泉、膝陽關、梁穴等穴。

針灸療法門派，主要分為董氏奇穴、古法針灸、飛經走氣、華陀派等。董氏奇穴派為董景昌先生（1916～1975 年）家傳的針灸法，董景昌先生原籍山東，憑著其特殊的針法，常用十四經穴位與董氏奇穴配合使用，使治法有突出發揮。讀者可參考其弟子楊維傑先生出版的書籍《董氏奇穴針灸發揮》。古法針灸派，第一代的代表人物為孫培榮先生；第二代的代表人物有武仲瑛及周左宇兩位先生；第三代的代表人物是李相諒先生。孫培榮先生精於子午流注，靈龜八法配合八卦干支，以三才四部四總五門七募八會以及十五絡穴，是為全身整體療法。此一門派特點是完全不用任何藥物，傳承有自己的手法。讀者可參考武仲瑛先生出版的書籍《圖解針灸實效歌訣》、《針灸治療靈驗病例》，及周左宇先生所出版的書籍《針灸斷病法則》、《鍼灸配穴思路》、《扁鵲鍼灸治療法則》等。

飛經走氣派，代表人物為修養齋先生，本派著重取穴與補瀉，並強調得氣與控制氣之走向，故一般稱其為飛經走氣派。讀者可參考其著作《修氏針灸全書》。其有關刺針通經的感覺有二種。一為針刺過皮膚時知覺敏感的人，就感有慢性電流通過一樣，全身皆有感覺，傳電式的麻痺，使人四肢不能忍受，這就是針穴而通經的道理。當下針時如感痛者，不感痠麻或無傳電似現象，這就是手術或穴位刺之不準。本派第二代代表人物為鐘永祥先生，而要達到針刺後病人自覺氣能串走，施術者要練氣，丹田氣。華陀派的代表人物，為王運安先生。其特點是自製針，名之盤龍針，亦有其特殊的手法。用蟒針透刺華陀夾脊穴，當患者熱症感涼，寒症覺熱後拔針，手法重補。

小兒針灸療法所用經穴基本與成人相同，但小兒接受針刺的順從性較差，故一般採用淺刺、速刺的方法，不常深刺和留針；小兒灸治常用艾條間接灸法，與皮膚有適當距離，以皮膚微熱微紅為宜。本書作者有感於針刺法對於非專業針灸醫師的讀者而言，實屬不易，又因為砭針有集聚能量效果，用其點刺穴位，映射質較易傳導至經絡，使能量可滲透於肌體深部，因此研究使用一端呈圓柱形，另一端呈圓尖形的砭針（不侵入性針灸）代替毫針。並通過在選定的映射穴位以砭針尖部或艾灸刺激，以疏通經絡及衡平患者的身體的能量。讀者若無砭針，或可用五根木牙籤捆綁在一起，剪平尖端，採點刺方式行之。

第一節　砭針開穴

所謂砭針開穴，分為保健開穴與導正開穴，是使用砭針代替毫針刺激人體一定的穴位，以激發經絡映射質之流動，使人體新陳代謝旺盛起來，從而達到身體康復、益壽延年的目的。導正開穴著眼於身體陰陽及氣血的偏盛偏衰調和，而保健開穴則著眼於強壯身體，增進身體代謝能力，旨在養生延壽。也正因為二者的著眼點不同，反映在選穴、用針上亦有一定差異。若用於保健，選穴不宜多，且要以具有強壯功效的穴位為主。療法可取大椎、安眠、啞門、陶道、百會、印堂、內關、合穀、足三裡、陽陵泉等穴。

表 4.1 五行對照表

自然界						五行	人體					
五音	五味	五色	五氣	五方	五季		五臟	五腑	五官	形體	五聲	情志
角	酸	青	風	東	春	木	肝	膽	目	筋	怒	呼
徵	苦	紅	暑	南	夏	火	心	小腸	舌	脈	喜	笑
宮	甘	黃	濕	中	長夏	土	脾	胃	口	肉	思	歌
商	辛	白	燥	西	秋	金	肺	大腸	鼻	皮	悲	哭
羽	鹹	黑	寒	北	冬	水	腎	膀胱	耳	骨	恐	呻

以頭部的導正開穴來說，十二經脈，三百六十五絡，其血氣皆上於面而走空竅，所有的經絡都匯聚在頭，頭部砭針對於各臟腑器官功能的調整及神經系統發育具有重要意義。例如治療六歲以前的遲緩兒，由於此時小孩大腦處於迅速發育過程，如接受早期治療，能使受損傷的腦組織所支配的功能得到較為有效的代償。其關鍵則在於識病之要道：望、聞、問、切，經曰：望而知之為之神，是以目察五色也；聞而知之謂之聖，是以耳識五音也；問而知之謂之工，是以言審五病也；切而知之謂之巧，是以指別五脈也。

砭針開穴施治時間，根據傳統醫學理論人有十二經，日夜有十二時，每一經主一時，先從寅時入肺起，卯入於大腸，辰入於胃，巳入於脾，午入於心，未入於小腸，申入於膀胱，酉入於腎，戍入於包絡，亥入於三焦，子入於膽，醜入於肝。至於寅時則又從肺起，因此配合此十二經與十二時循環，及醫宗金鑑的天干十二經表裡歌：「甲膽乙肝丙小腸；丁心戊胃己脾鄉；庚屬大腸辛屬肺；壬屬膀胱癸腎藏；三焦陽府須歸丙；包絡從陰丁火旁；陽幹為表陰幹裡；藏府表裡配陰陽。」進行砭針刺激。

如此將可在選穴少的情況下取得較為顯著的療效。砭針開穴可再配合易卦的組合。而卦分先天與後天，以先天八卦為體，後天八卦為用，先天卦又稱伏羲八卦，其排列主要是顯示天地萬物陰陽升降之理，先天八卦序數為：乾 1、兌 2、離 3、震 4、巽 5、坎 6、艮 7、坤 8。其與人體和五行（表 4.1）的基本對應是：

乾 1：屬金，為頭、大腸

兌 2：屬金，為肺、為口

離 3：屬火，為心、目、小腸

震 4：屬木，為肝、足

巽 5：屬木，為膽、股

坎 6：屬水，為腎、耳、膀胱

艮 7：屬土，為胃、手

坤 8：屬土，為脾、腹

亦即以砭針及默念 1 至 8 並輔以 0 這個數的組合來啟動體外作用場以激發、調動、凝聚體內的經絡能量。

第二節　艾灸熨灼

《禁灸穴歌》：

> 禁灸之穴四十七，承光啞門風府逆，睛明攢竹下迎香，天柱素上臨泣，腦戶耳門瘈通，禾顴絲竹空，頭維下關人迎等，肩貞大牖心俞同，乳中脊中白環俞，鳩尾淵液和周榮，腹哀少商並魚際，經渠天府及中沖，陽池陽關地五會，漏穀陰陵條口逢，殷門申脈承扶忌，伏兔髀關連委中，陰市下行尋犢鼻，諸穴休將艾火攻。
>
> 清　吳謙　《刺灸心法要訣》

一、作用機理

艾灸它的作用機理和砭針有相近之處，並且與砭針開穴有相輔相承的治療作用。砭針開穴產生的是物理作用，而艾灸是藥物和物理的綜合作用。而且兩者治療的範圍也不一樣，艾灸熨灼，不僅可用於久病體虛之人的康復，也可用於強身保健。所謂保健灸法，就是在身體某些特定穴位上施灸，以達到和氣血、調經絡、養臟腑、延年益壽的目的。《醫學入門》裡說：「藥之不及，針之不到，必須灸之。」說明灸法可以起到針、藥有時不能起到的作用。至於灸法的保健作用，據《扁鵲心書》中記載：「人於無病時，常灸關元、氣海、命門……雖未得長生，亦可得百餘歲矣。」早在春秋戰國時期，人們已經開始廣泛使用艾灸法，如《莊子》中有「越人熏之以艾」，《孟子》中也有「七年之病求三年之艾」的記載。

艾灸是根據傳統臟腑經絡理論，通過艾灸刺激體表穴位，發揮艾灸的藥性、物理、局部作用，對人體自律神經、免疫系統、內分泌系統等起到雙向調節作用，從而調整臟腑功能，增強機體的特異性和非特異性免疫，它有溫陽補氣、溫經通絡、消瘀散結、補中益氣的作用。並可單獨或配合藥草應用艾灸熨灼，而達到治療和預防內臟疾病的目的。

二、自律神經

自律神經並不為人意志所操控，而是自動地調節消化或血液循環、呼吸、排泄等全身功能的神經。自律神經可分為交感神經與副交感神經，這兩種神經的相互協調，而達到全身機能的平衡。當交感神經和副交感神經的平衡失調時，受這些神經支配的心臟、胃、腸、血管及其他器官的活動就會失常，身體便會出現各種症狀。一般所謂的自律神經失調症，就是指這些狀況。現代疾病中，大都和自律神經失調有關聯。

三、內分泌系統

內分泌系統，又稱荷爾蒙分泌系統。製造荷爾蒙的器官，稱為分泌器官。荷爾蒙一詞源於希臘語，原有「刺激」的意思，概分為下列 17 種：

1. 下垂體前葉：(1) 生長荷爾蒙；(2) 泌乳激素；(3) 促甲狀腺荷爾蒙；(4) 促腎上腺皮質荷爾蒙；(5) 促性腺荷爾蒙（gonadotropin），包括有促濾泡荷爾蒙及黃體生成荷爾蒙兩種。
2. 下垂體中葉：促黑色素細胞荷爾蒙（intermedin），使色素沉著於皮膚。
3. 下垂體後葉：催產激素（oxytocin），促進子宮收縮；加血壓素（vasopressin），可減少尿排泄量。
4. 甲狀腺：甲狀腺素（thyroxine），促全身成長之荷爾蒙。
5. 上皮小體：上皮小體荷爾蒙（paratromon），可調節血中之鈣。
6. 胰臟：胰島素，可減少血糖；糖原質，可使血糖上昇。
7. 腎上腺髓質：副腎素（adrenaline）；正腎上腺素（noradrenaline），可收縮血管、刺激心臟。
8. 腎上腺皮質：(1) 醛類脂醇（aldosterone）是礦物質荷爾蒙，可調節血中之鈉、鉀等電解質；(2) 可體松（cortison），可調節糖、蛋白質、脂肪之新陳代謝，具有抗過敏、抗炎症之作用；(3) 性荷爾蒙，分男性及女性荷爾蒙。
9. 胸腺：主導免疫系統。
10. 卵巢：(1) 雌激素（estrogen）是女性發情激素之一種；(2) 黃體荷爾蒙（progesterone），又稱妊娠素，可保護子宮黏膜。(1＋2＝女性荷爾蒙。)
11. 胎盤：分泌女性荷爾蒙及促性腺荷爾蒙，以繼續妊娠狀態。

12.精巢（睪丸）：分泌男性荷爾蒙（androgen）與雄性素（testosterone）。

13.松果體：分泌松果體荷爾蒙，及褪黑激素。

14.胃黏膜：分泌胃泌素（Gastrin），促進胃液分泌。

15.十二指腸黏膜：分泌激素（secretin）；胰臟酵素（pancreozymine），促進胰臟、膽汁之分泌。

16.腎臟：腎酵素（renin），使血壓上昇；紅血球（erythropoetine），可以造血。

17.唾液腺荷爾蒙：調節鈣與糖之新陳代謝。

四、適應範圍

艾灸熨灼的適應範圍十分廣泛，可用於內科、外科、婦科、兒科、五官科疾病，猶其對乳腺炎、前列腺炎、肩周炎、盆腔炎、頸椎病、糖尿病等有特別療效。其次，艾灸具有預防疾病，延年益壽的保健作用。《黃帝內經》云「大風汗出，灸意喜穴」，說的就是一種保健灸法。《莊子》記載聖人孔子「無病而自灸」，也是指用艾灸養生保健。艾草古時候又叫冰台，古人在占卦之前，制冰取火，以艾為引，就在這種引天火的儀式氛圍中，巫者把龜甲兆紋與人體的血脈取得模擬想像，進而產生了艾灸這種神奇的治療手段。現介紹幾種常用的艾灸保健方法，見效快，操作方便，相對無藥物傷害之憂，說明如下：

（一）保健療法

使用時注意力要集中，艾火與皮膚的距離，以受灸者能忍受的最大熱度為佳。注意不可灼傷皮膚。關元、氣海、足三里是人體強壯保健要穴，每天艾灸一次，能調整和提高人體免疫機能，增強人的抗病能力足三里（位於小腿前外膝眼下 3 寸，脛骨前脊外側一橫指處）、氣海（位於腹正中線臍下 1.5 寸處）、關元（位於腹正中線臍下 3 寸處）。成書於宋代的《扁鵲心書》中說：「人於無病時，常灸關元、氣海、命門、中脘，雖不得長生，亦可得百年壽。」

特別是女性，艾灸關元、氣海、足三里此三個穴位後，神清氣爽，容光煥發，全身特別是小腹部十分舒暢。若是氣虛患者可在「足三里」、「關元」兩穴艾灸，血虛患者則可以艾灸「三陰交」、「血海」兩穴，但在施作前一定要充足睡眠，施灸完畢後可喝一杯溫水。另高血壓，發燒，中暑，孕婦，癌症末期，口乾，眼球乾燥患者則宜避免艾灸。

（二）凍瘡療法

【穴位】合谷穴（位於手背第一、二掌骨之間，近第二掌骨之中點處）、足三里穴。

【方法】在凍瘡局部先揉按 5 分鐘。選准穴位後，點燃藥用艾條，對準已發或將發凍瘡處，各懸灸 3～5 分鐘，以局部皮膚潮紅色為度。若凍瘡在上肢或耳朵，必須加灸合穀穴 3～5 分鐘；若凍瘡在下肢，必須加灸足三里穴 3～5 分鐘。艾火與皮膚的距離，以受灸者能忍受的最大熱度為佳。

（三）胃痛療法

中脘穴（位於腹正中線臍上 4 寸處）、足三里穴點燃藥用艾條，在中脘穴、一側足三里穴上各懸灸 10 分鐘，以穴位上皮膚潮紅色為度。胃痛可立即緩解。使用時要注意力集中，艾火與皮膚的距離，以受灸者能忍受的最大熱度為佳。注意不可灼傷皮膚。艾灸足三裡穴能使胃痙攣趨於弛緩，胃蠕動強者趨於減弱；又能使胃蠕動弱者立即增強，胃不蠕動者開始蠕動。因此，除胃潰瘍（Ulcer of the stomach）出血、穿孔等重症，應及時採取措施或外科治療外，其他不論什麼原因所致的胃痛，包括現代醫學中的急、慢性胃炎和胃、十二指腸潰瘍病及胃神經官能症等，若以胃脘疼痛為主者，用本法艾灸，均能立時止痛。

第三節　負壓拔罐

拔罐又名「火罐氣」、「吸筒療法」，古稱「角法」。負壓拔罐有促進氣血流暢、營衛運行，祛風、散寒、止痛的功效。在馬王堆出土漢墓的帛書《五十二病方》中就有記載，晉代葛洪《肘後備急方》，唐代王燾《外台秘要》中皆提到角法。古代中醫文獻中亦多有論述，常在治療瘡瘍膿腫時，用以吸血排膿，以後又應用於肺癆、風濕等內科疾病。清代趙學敏在《本草綱目拾遺》中提到「火罐氣」時說：「罐得火氣合於內，即牢不可脫……肉上起經暈，罐中有水出，風寒盡出。」

【拔罐操作方法】先在局部塗上凡士林，然後將酒精棉球點燃，置杯內數秒鐘，取出後迅速將罐緊罩在選定的皮膚上，由於負壓，皮膚被吸人罐內而高起，約 5 分鐘後取去。取罐時以食指按壓罐邊皮膚，同時將罐向另一側傾斜，使空氣進入罐內，罐子即自行脫落。若是高熱、抽搐、水腫、出血、嚴重消瘦、過敏、皮膚病者，不宜採用此法。兒科拔罐療法一般用的是竹罐或玻璃罐，常用於肺炎喘嗽、哮喘、腹痛、遺尿等病證。

茲分別介紹如下：

一、拔罐材料

以拔罐的材料可分成：

（一）竹　罐：用堅固的圓竹筒製成。其特點是輕巧價廉，不易跌碎，取材容易，製作簡便。缺點是易爆裂漏氣。至今仍被廣泛採納應用。

（二）陶　罐：由陶土燒制而成。優點是吸力大，缺點是較笨重，落地易碎。較少應用。

（三）玻璃罐：用玻璃製成。優點：質地透明，可清楚地窺測罐內皮膚的瘀血程度，便於掌握起罐時間。是當前應用最廣泛的拔罐用具。

（四）抽氣罐：用透明塑膠製成，上置活塞，用來抽氣。可根據病情需要掌握拔罐鬆緊，輕巧便於攜帶，且不需燃燒排氣。

二、拔罐方法

以拔罐方法分類可分成火罐與抽氣罐，基於安全性考量，建議採用抽氣罐，特分述如下：

（一）火　罐：利用熱脹冷縮的原理，排去空氣。即借燃燒時火焰的熱力，排去罐內空氣，使之形成負壓而吸著於皮膚上，稱火罐法。又可分為四種：

1. 投火法：用小紙條點燃後，投入罐內，不等紙條燃完，迅即將罐罩在應拔部位上，即可吸於體表。
2. 內火法：以鑷子夾住點燃的酒精棉球，在罐內繞一圈，迅即將罐罩在應拔部位上，即可有吸住。
3. 貼棉法：用 1 釐米見方的棉花一塊，不要過厚，略浸酒精，貼於罐內壁中段，然後點著，罩於選定的部位上，即可吸住。
4. 架火法：用一不易燃燒及傳熱的塊狀物，直徑 2～3 釐米，放在被拔部位上，上置小塊酒精棉球，點燃後將罐扣上，可產生較強吸力，使罐吸住。

（二）抽氣罐：先將抽氣罐緊扣於需要拔罐的部位上，用注射器從橡皮塞中抽出瓶內空氣，使產生負壓，即能吸住。或用抽氣筒套在塑膠罐活塞上，將空氣抽出，即能吸住。

三、拔罐形式

以拔罐形式分類可分成：

（一）單　罐：用於病變範圍較小或明顯壓痛點。可按病變或壓痛範圍大小，選取適當口徑的火罐。如胃病在中脘處拔罐；肱二頭肌長頭肌腱炎在肩內陵處拔罐；岡上肌腱炎在肩髃處拔罐等。

（二）多　罐：用於病變範圍較廣泛的疾病。可在病變部位吸拔數個乃至排列吸拔十數個罐，稱為「排罐法」。如某一肌束勞損時可按肌束位置成行排列拔罐。治療某些內臟器官瘀血時，可按臟器解剖部位在相應體表縱橫排列拔罐。

（三）閃　罐：吸拔後即起去，反復多次。即將罐拔上迅即起下，再拔上，再起下，如此反復吸拔多次，至皮膚潮紅為止。多用於局部皮膚麻木或機能減退的虛證。

（四）留　罐：吸拔後留置一定時間。即拔罐後，留置 5~15 分鐘。罐人吸拔力強的應適當減少留罐時間，夏季及肌膚瘠薄處，留罐時間不宜過長，以免損傷皮膚。

（五）推　罐：又稱走罐，吸拔後在皮膚表面來回推拉。一般用於面積較大，肌肉豐厚處，如腰背、臀髖、腿股等部位。須選用口徑較大的罐，罐口要平滑，玻璃罐最好，先在罐口人塗一些滑潤油脂，將罐吸上後，以手握住罐底，稍傾斜，即後半邊著力，向按，前半邊不用力略向上提，慢慢向前推動，如此上下左右來回推拉移動數十次，至皮膚潮紅或鬱血為止。

四、拔罐禁忌

讀者施行前，建議先諮詢合格中醫師，在完整的問診中，瞭解自己是否有「拔罐」的潛在風險。一般孕婦、婦女月經期、肌肉枯瘦之人、六歲以下兒童、七十歲以上老人、精神病、水腫病、心力衰竭、活動性肺結核、急性傳染病、有出血傾向的疾病以及眼、耳、乳頭、前後陰、心臟搏動處、大血管通過的部位、骨骼凸凹不平的部位、毛髮過多的部位均不宜用拔罐療法。另高熱、抽搐、痙攣等證，皮膚過敏或潰瘍破損處部位不宜使用，孕婦腰骶部及腹部均須慎用。使用火罐法和水罐法時，要避免燙傷病人皮膚。起罐時手法要輕緩，以一手抵住罐邊皮膚，按壓一下，使氣漏入，罐子即能脫下，不可硬拉或旋動。拔罐後一般局部皮膚會呈現紅暈或紫紺色瘀血斑，此為正常現象，可自行消退，如局部瘀血嚴重者，不宜在原位再拔。

第四節　針刺放血

針刺放血的施行，建議由醫師施術，其係在人體體表特定的絡脈中用針具刺出一定量的血液，以調整氣血循環，回復身體健康。放血後，人體會因而自動調整相關經絡的氣血循環，並促進身體失衡狀態的恢復。針刺放血有急救、通竅、止痛、消腫、清熱、活血、去瘀等作用。針刺放血的應用及重要性，如《靈樞小針解篇》:「宛陳則除之。」，意思就是說久病應以放血刺而除去。《甲乙經》亦說：「經脈者盛，堅橫以赤，上下無常處，小者如針，大者如筋，刺而瀉之萬全。」

放血的範圍，一般可指三大類，即經脈、絡脈和孫絡。絡脈是小靜脈，孫絡是末梢毛細脈管，這些血管在沒有病變時不甚顯著。因有病變才會出現，形如小紅蟲狀或成紅絲狀，或成白條狀，隱在皮裡或露在皮外，也有的成細小紅點，漫散全身各處。經脈則指較大的靜脈，形狀特別明顯，顏色特別紫藍，常呈怒張狀態，俗稱「青筋」。此種情況多發生在委中、尺澤、四肢外側，更有發生在肩胛與腹壁的。放血部位的說明如下：

一、靜脈部位

（一）尺澤、曲澤穴位，視鼓起之青筋放血。

【主治】心臟病（心絞痛用之特效）及霍亂、中暑、上肢風濕神經痛、五十肩、半身不遂。

（二）委中穴位之部位，效果佳而最常用。

【主治】腸炎、痔瘡、腰痛、項強、下肢風濕神經痛、坐骨神經痛、腰椎骨刺、頸椎病、高血壓、類中風、半身不遂、腦炎後遺症、小兒麻痹後遺症、血栓閉塞性脈管炎、風疹、傷暑、疔瘡、癃閉等。

（三）手三里穴之部位。

【主治】面疔、癰、結膜炎、牙痛、濕疹、蕁麻疹等。

（四）足三里部位，視青筋放血。

【主治】胃炎、腸胃炎、久年胃病、胸痛胸悶、慢性氣管炎、丹毒、多發性神經根炎。

（五）陽陵泉至陽輔附近，視青筋放血。

【主治】急性腸胃炎、肋膜痛、心臟疾病、胸部發脹、慢性支氣管炎、哮喘、坐骨神經痛、肩臂痛、偏頭痛、高血壓等。

（六）承山穴部位，視青筋放血。

【主治】痔瘡、背痛、靜脈瘤。

（七）陰陵泉附近。

【主治】內痔、外痔、痛經、不孕、尿路感染、急性淋巴管炎。

（八）丘墟、昆侖一帶。

【主治】足關節炎、腰痛、坐骨神經痛。

（九）中封、照海穴一帶。

【主治】中耳炎、疝氣、不孕症。

（十）解溪穴附近。

【主治】十二指腸潰瘍、丹毒、末梢神經炎、血栓閉塞性脈管炎、象皮腿。

（十一）臨泣、俠溪、地五會等穴位附近。

【主治】牙痛、坐骨神經痛。

（十二）太陽穴附近。

【主治】頭痛、頭暈、結膜炎、眼底出血、中風、氣喘、食道病變等。

二、耳背、十二井、十宣、背後、肩峰、顏面等部位

由於這些部位較不易發現青筋或無較大靜脈，因此治療時不是尋找青筋放血，只要在固定穴位刺針，使出些微紅血，即達治病目的，這些部位亦有稱之為細絡者。

（一）十二井穴：即十二經絡之井穴部位。

【主治】卒中、急性炎症、退熱等。

（二）十宣：位於十指之尖端。

【主治】卒中。

（三）耳背：有細小之紫筋數條，對準放血。

【主治】頭痛、三叉神經痛，結膜炎、角膜炎、皮膚病、顳頷關節炎。

（四）顏面：頰，顴、鼻頭、鼻翼部位。

【主治】顏面神經麻痹、鼻炎、頭痛、三叉神經。

（五）肩峰：相當於肩髃穴附近部位。

【主治】腎臟病及手腕、手背痛。肩凝、五十肩、蕁麻疹、乳腺炎等。

（六）腰背：全部腰背俞穴均屬放血範圍。

【主治】各臟腑病變及其有關經絡之病，刺其俞穴出血。

附錄

一、針灸大成

作者：楊繼洲

朝代：明

《針灸歌訣・勝玉歌》

勝玉歌兮不虛言，此是楊家真秘傳，或針或灸依法治，補瀉迎隨隨手撚。
頭痛暈眩百會好，心疼脾痛上脘先，後谿鳩尾及神明，治療五癇立便痊。
髀痛要針肩井穴，耳閉聽會莫遲延，胃冷下脘卻為良，眼痛須覓清冷淵。
霍亂心痛吐痰涎，巨闕著艾便安然，脾痛背病中諸瀉，頭風眼痛上星專。
頭項強急承漿保，牙顋痛緊大迎全，行間可治膝腫病，尺澤能醫筋拘攣。
若人行步苦艱難，中封太衝針便痊，腳背痛時商丘刺，瘰癧少海天井邊。
腹疼閉結支溝穴，頷腫咽喉少商前，脾心痛急尋公孫，委中驅療腳風纏。
瀉卻人中及頰車，治療中風口吐沫，五瘧寒多熱更多，間使大杼真妙穴。
經年或變勞怯者，痞滿臍旁章門決，噎氣吞酸食不投，膻中七壯除膈熱。
目內紅腫苦皺眉，絲竹攢竹亦可醫，若是痰涎並咳嗽，治卻須當灸肺俞。
更有天突與筋縮，小兒吼閉自然疏，兩手酸痛難執物，曲池合穀並肩顒。
臂痛背痛針三裡，頭痛頭風灸風池，腸鳴大便時泄瀉，臍旁二寸灸天樞。
諸般氣症從何治，氣海針之灸亦宜，小腸氣痛歸來治，腰痛中空穴更奇。
腿股轉痠難移步，妙穴說與後人知，環跳風市及陰市，瀉卻全針病自除。
熱瘡臁內年年發，血海尋來可治之，兩膝無端腫如鬥，膝眼三裡艾當施。
兩股轉筋承山刺，腳氣復溜不須疑，踝跟骨痛灸崑崙，更有絕骨與丘墟。
灸罷大敦除疝氣，陰交針入下胎衣，遺精白濁心俞治，心熱口臭大陵驅。
腹脹水分多得力，黃疸至陽便能離，肝血盛兮肝俞瀉，痔疾腸風長強欺。
腎敗腰疼小便頻，督脈兩旁腎俞治，六十六穴施應驗，故成歌訣顯針奇。

二、針灸問對

作者：汪機

朝代：明

（一）十四法

一　切：凡欲下針之時。用兩手大指甲。於穴旁上下左右四圍掐而動之。如刀切割之狀。針之法也。

二　搖：凡退針出穴之時。必須擺撼而出之。青龍擺尾亦用搖法。故曰搖以行氣。此出針法也。

三　退：凡施補寫。出針豆許。補時。出針宜寫三吸。寫時。出針宜補三呼。再停少時。提針作三次出。每一次。停三息。宜緩。提時亦宜吸氣。故曰退以清氣。飛者。進也。

四　動：凡下針時。如氣不行。將針搖之。如搖鈴之狀。動而振之。每穴每次。須搖五曰。飛針引氣。以大指次指撚針。來去上下也。

五　進：下針後。氣不至。男左女右轉而進之。外轉為左。內轉為右。春夏秋冬各有淺深。每停三息。宜緩。進時。亦宜吹氣。故曰進以助氣。

六　循：下針後。氣不至。用手上下循之。假如針手陽明合穀穴。氣若不至。以三指平直。將指面於針邊至曲池。上下往來撫摩。使氣血循經而來。故曰循以至氣。

七　攝：下針之時。氣或澀滯。用大指食指中指三指甲。於所屬經分來往攝之。使氣血流行。故曰攝以行氣。

八　努：下針至地。復出人部。補寫務待氣至。如欲上行。將大指次指撚住針頭。不得轉。使氣在前。氣或行遲。兩手各持其針。仍行前法。謂之龍虎升騰。自然氣血搬運。故曰努以上氣。一說。用大指次指撚針。名曰飛針。引氣至也。如氣不至。令病患閉氣一口。著力努之。外以飛針引之。則氣至矣。

九　搓：下針之後。將針或內或外。如搓線之狀。勿轉太緊。令人肥肉纏針。難以進退。熱氣因於針。則針熱。熱則肉著於針。故堅焉。茲謂轉緊纏針。與經不同。

十　彈：補寫之。如氣不行。將針輕輕彈之。使氣速行。用大指彈之。像左補也。用次指彈之。像右寫也。每穴各彈七下。故曰彈以催氣。

十一盤：如針腹部軟肉去處。只用盤法。兼子午搗臼提按之訣。其盤法如循環之狀。每次盤時。各須運轉五次。左盤按針為補。右盤提針為寫。故曰盤以和氣。如針關元。先刺入二寸五分。退出一寸。只留一寸五分。在內盤之。且如要取上焦之病。用針頭迎向上。刺入二分補之。使氣攻上。臍下之病。退出二分。

十二捫：補時出針。用手指掩閉其穴。無令氣泄。故曰捫以養氣。一說。痛處未除。以手捫摩痛處。外以飛針引之。除其痛也。

十三按：欲補之時。以手緊撚其針按之。如診脈之狀。毋得那移。再入每次按之。令細細吹氣五口。故曰按以添氣。添助其氣也。

十四提：欲寫之時。以手撚針。慢慢伸提豆許。無得轉動。再出每次提之。令細細吸氣五口。其法提則氣往。故曰提以抽氣。

經　曰：針有補寫之法，非必呼吸出納針也。知為針者，信其左，不知為針者，信其右，當刺針而刺之，得氣，因推內之，是謂補。動而伸之，是謂寫。不得氣，乃與男外女內，又不得氣者死。

（二）三才法

補者呼氣，初針刺至皮內，號曰天才。少停進針，刺至肉內，號曰人才。又停進針，刺至筋經走氣，盡在其中。瀉者吸氣，針至天部，少停直至地部，得氣瀉之，再停良久，退針人部，待氣沉緊，倒針朝病，施法同前，少停者，三息也。再停者，五息也。

經曰：徐而疾則實，疾而徐則虛者，謂徐出針而疾按之，則真氣不泄而實也。疾出針而徐按之，則邪氣得出而虛也。賦言內針作三次進，出針作三次退，與經文徐而疾，疾而徐之意，大不相合，且針出內而分三才，肉厚穴分，用之無礙，肉薄去處，法將何施，故針者惟當察其肉之厚薄，而酌其宜，庶幾無害。經曰：〈刺有淺深，各正其理，此之謂也。他篇又云：補法三次進，一次退。（假如此穴五分，先針入二分，候得氣，再入二分，候得氣，更入一分，撞五分止，然後急出其針，9 便以左手大指按其針孔，勿令出血。）寫法一次進，三次退。（假如此穴合針五分，？便針入五分，候得氣，便退針二分，少停，又退二分，少停，候得氣，則起針，慢出不閉針孔，令其氣出。）與此補作三次進，二次退，寫作二次進，三次退，〉前後所言，亦自相矛盾矣。經曰：義無斜下者，欲端以正也。謂指直刺，針無左右也。惟針陽分，或臥針取之，賦言倒針朝病，與經相反，其曰飛經走氣，考經無載，不敢妄議。

三、奇門遁甲總口訣

陰陽順逆妙難窮，二至還歸一九宮，若能了達陰陽理。
天地都來一掌中，軒轅黃帝戰蚩尤，涿鹿經年戰未休。
夢中天神授符訣，登壇致祭謹虔修，神龍負圖出洛水。
彩鳳啣書碧雲裡，因命風後演成文，遁甲奇門從此始。
一千八十當時制，太公測為七十二，逮於漢代張子房。

一十八局為精藝，先須掌中排九宮，樅橫十五圖其中。
次將八卦分八節，一氣統三為正宗，陰陽二遁分順逆。
一氣三元人莫測，五日都來接一元，接氣超神為準則。
認取九宮為九星，八門又逐九宮行，九宮逢甲為值符。
八門值使自分明，符上之門為值使，十時一易堪憑據。
值符常遣加時幹，值使順逆遁宮去，六甲元號六儀名。
三奇即是乙丙丁，陽遁順儀奇逆佈，陰遁逆儀奇順行。
吉門偶爾合三奇，萬事開三萬事宜，更合從旁加檢點。
餘宮不可有微疵，三奇得使誠堪使，六甲遇之非小補。
乙逢犬馬丙鼠猴，六丁玉女騎龍虎，又有三奇遊六儀。
號為玉女守門眉，若作陰私和合事，從君但向此中推。
天三門兮地四戶，問君此法如何處，天衝小吉與從魁。

此是天門私出路，地戶除危定與開，舉事皆從此中去。
六合太陰太常君，三辰元是地私門，更得奇門相照輝。
出門百事總欣欣，天衝天馬最為貴，猝然有難宜逃避。
但能乘馭天馬行，劍戟如山不足畏，三為生氣五為死。
勝在三兮衰在五，能識遊三避五時，造化見機須記取。
就中伏吟為最凶，天蓬加著地天蓬，天蓬若到天英上。
須知即是返吟宮，八門返伏皆如此，生在生兮死在死。
就是凶宿得奇門，萬事皆凶不堪使，六儀擊刑何太凶。
甲子值符愁向東，戌刑未上申刑虎，寅已辰辰午刑午。
三奇入墓宜細推，甲日那堪入坤宮，丙奇屬火火墓戌。
此時諸事不宜為，更兼乙奇來臨六，丁奇臨八亦同時。
又有時幹入墓宮，課中時下忌相逢，戊戌壬辰與壬癸。
癸未丁醜亦同凶，五不遇時龍不精，號為日月損光明。
時幹來剋日幹上，甲日須知時忌庚，奇與門兮共太陰。
三般難得共加臨，若還得二亦為吉，舉措行藏必遂心。
更得值符值使利，兵家用事最為貴，常從此地擊其衝。
百戰百勝君須記，天乙之神所在宮，大將宜居擊對沖。
假令值符居離位，天英坐取擊天蓬，甲乙丙丁戊陽時。

神人天上報君知，坐擊須憑天上奇，陰時地下亦如此。
若見三奇在五陽，偏宜為客是高強，忽然逢著五陰位。

又宜為主好裁詳，值符前三六合位，太陰之神在前二。
後一宮中為九天，後二之神為九地，九天之上好揚兵。
九地潛藏可立營，伏兵但向太陰位，若逢六合利逃形。
天地人分三遁名，天遁月精華蓋臨，地遁日去紫雲蔽。
人遁當知是太陰，生門六丙合六丁，此為天遁自分明。
開門乙奇臨己位，此為地遁自然臨，休門六丁共太陰。
欲求人遁在此中，要知三遁何所宜，藏形遁跡期為美。
庚為太白丙為熒，庚丙相加誰會得，六庚加丙白入熒。
六丙加庚熒入白，白人熒兮賊即來，熒入白兮賊即去。
丙為悖兮庚為格，格則不通悖亂逆，丙加天乙為伏逆。
天乙加丙為飛悖，庚加日幹為伏幹，日幹加庚飛於格。
加一宮兮戰於野，同一宮兮戰於國，庚加值符天乙伏。
值符加庚天乙飛，庚加癸兮為大格，加己為刑最不宜。
加壬之時為上格，又嫌年月日時逢，更有一般奇格者。
六庚謹勿加三奇，此時若也行兵去，匹馬隻輪無返期。
六癸加丁蛇妖嬌，六丁加癸雀投江，六乙加辛龍逃走。
六辛加乙虎倡狂，請觀四者是凶神，百事逢之莫措手。
丙加甲兮鳥跌穴，甲加丙兮龍返首，只此二者是吉神。
為事如意十八九，八門若遇開休生，諸事逢之皆趁情。
傷宜捕獵終須獲，杜好邀遮及隱形，景上投書並破陣。

驚能擒賊有聲名，若問死門何所主，只宜吊死與行刑。
蓬任衝輔禽陽星，英芮柱心陰宿名，輔禽心星為上吉。
沖任小吉未全亨，大凶逢丙不堪使，小凶英柱不精明。
小凶無氣變為吉，大凶無氣卻平平，吉宿更能來旺相。
萬舉萬全功必成，若遇休囚並廢沒，勸君不必走前程。
要識九星配五行，須求八卦考義經，坎蓬水星離英火。
中宮坤艮土為營，乾兌為金震巽木，旺相休囚看重輕。

與我同行即為我，我生之月誠為旺，廢於父母休於財。

囚於鬼兮真不妄，假令水宿號天蓬，相在初冬與仲冬。

旺於正二休四五，其餘倣此身研窮，急從神兮緩從門。

三五反復天道亨，十幹加符若加錯，入墓休囚吉事危。

鬥精為使最為貴，起宮天乙用無遺，天目為客地耳主。

六甲推合無差理，勸君莫失此玄機，洞澈九星輔明主。

官制其門則不迫，門制其宮是迫雄，天網四張無走路。

一二網底有路藊，三至四宮難迴避，八九高張任西東。

節氣推移時候定，陰陽順逆要精通，三元積數成六紀。

天地未成有一理，請觀歌裡真妙訣，非是真賢莫相與。

【註】

1. 三奇：十天干的乙、丙、丁，代表日、月、星。

乙：肝臟、眼睛、手爪。

丙：小腸、脈、唇。

丁：心、唇、氣。

2. 六儀：十天干的戊、己、庚、辛、壬、癸。

戊：胃、舌、肉。

己：脾、舌、脂。

庚：大腸、鼻子、皮膚。

辛：肺、鼻、毛。

壬：膀胱、耳朵、骨頭。腎臟、頭髮、耳朵。

癸：腎臟、頭髮、耳朵。

3. 遁甲：三奇六儀分配到九宮，由甲統領，但甲不露面的，隱藏在六儀下。

甲：肝膽、眼睛、筋。

4. 八神：直符、騰蛇、太陰、六合、白虎、玄武、九地、九天。

直符：中央土，為天乙之神，諸神之首，所到之處百惡消散。

騰蛇：南方火，為虛詐之神，性柔而口毒，可出驚恐怪異之事。

太陰：西方金，為陰佑之神，性陰匿暗昧。

六合：東方木，為護衛之神，性平和，司婚姻、交易中間介紹之事。

白虎：西方金，為凶剛猛之神，性好殺，司令戈爭鬥殺伐病死。

玄武：北方水，為奸讒小盜之神，性好陰謀賊害，司盜賊逃亡、口舌之事。

九地：坤土之象，萬物之母，為堅牢之神，性柔好靜。

九天：乾金之象，萬物之父，為威悍之神，性剛好動。

5. 八門：開門、休門、生門、死門、驚門、傷門、杜門、景門。

開、休、生門為三吉門，杜、景門為平門，死、驚、傷門為凶門。

6. 九星是：天蓬星、天芮星、天沖星、天輔星、天禽星、天心星、天柱星、天任星、天英星。

7. 十天干陰陽：甲、乙、丙、丁、戊為五陽時；己、庚、辛、壬、癸為五陰時。

8. 十二地支陰陽：子、寅、辰、午、申、戌為陽支；丑、卯、巳、未、酉、亥為陰支。

四、幼科心法要訣

作者：吳謙

朝代：清

（一）四診總括

兒科自古最為難，毫釐之差千裡愆，氣血未充難據脈，神識未發不知言。惟憑面色識因病，再向三關診熱寒，聽聲審病兼切脈，表裡虛實隨証參。

【注】兒科一道，自古為難，蓋以小兒形質柔脆，易虛易實，調治少乖，則毫釐之失，遂致千裡之謬。氣血未充者，氣血尚未充盈也。難據脈者，脈無定準，不可只以脈為主也。神識未發者，茫然無知識也。不知言者，不能言其疾苦也。診小兒之病，惟憑察面部形色，識其因何而生也。三關者，手虎口處風、氣、命三關也，當視脈紋形色，以診其屬熱屬寒也。聽聲者，聽其五聲所主之病也。審病者，審其安、煩、苦、欲、飲食、二便也。切脈者，切脈之浮、沉、遲、數、滑、澀、大、小、有力、無力也。醫者誠能以四診參合表裡、虛實、寒熱之病，則可保萬全也。

（二）驚風總括

心主驚兮肝主風，心熱肝風作急驚，素虛藥峻因成慢，吐瀉後起慢脾風。急驚陽証有實象，慢脾陰証有虛形，慢驚半陰半陽証，虛實寒熱要詳明。

【注】心藏神，心病故主驚也；肝屬木，肝病故主風也。凡小兒心熱肝盛，一觸驚受風，則風火相搏，必作急驚之証也，若素稟不足，或因急驚用藥過峻，暴傷元氣，每致變成慢驚之証。更有因吐瀉既久，中氣大虛，脾土衰弱，肝木乘虛而內生驚風者，名曰慢脾風也。三者致病之因既不同，故所現之証亦各異。急驚屬陽，必有陽熱有餘等實象也；慢脾屬陰，必有陰冷不足等虛象也。至於慢驚初得之時，陰陽尚未過損，或因急驚傳變而成，其中常有夾痰、夾熱等証，故屬半陰半陽，不比慢脾純陰之病也。治者須詳分虛、實、寒、熱以治之，庶不致誤矣！

（三）癇証總括

小兒癇証類痙驚，發時昏倒搐涎聲，食頃即蘇如無病，陰陽驚熱痰食風。

【注】癇証類乎驚風、痙風者，謂發時昏倒抽搐，痰涎壅盛，氣促作聲，與驚、痙二証相似也。但四體柔軟，一食之頃即醒，依然如無病之人，非若痙風一身強硬，終日不醒也。陰者，陰癇也，見臟陰証。陽者，陽癇也，見腑陽証。驚癇因驚熱，痰癇因痰，食癇因食，風癇因風。其証不一，治亦不同，臨証宜詳辨之。

1、陰癇

陰癇屬臟肢厥冷，偃臥拘急面白青，吐沫聲微脈沉細，醒脾固真定癇靈。

【注】陰癇屬陰，臟寒之病也。多因慢驚之後，痰入心包而得。發時手足厥冷，偃臥拘急，面色青白，口吐涎沫，聲音微小，脈來沉細。輕者醒脾湯，甚者固真湯。病退調理，用定癇丹主之。

2、陽癇

陽癇屬腑身熱汗，仰臥面赤脈數洪，噤急啼叫吐涎沫，龍膽瀉青與抱龍。

【注】陽癇屬陽，腑熱之病也。多因急驚去風下痰不淨，久而致成此証。發時身熱自汗，仰臥面赤，脈象洪數，牙關噤急，或啼叫不已，口吐涎沫。如風兼熱者，用龍膽湯；肝經熱者，用瀉青丸；痰涎壅盛者，用四製抱龍丸主之。

3、驚癇

驚癇觸異驚神氣，吐舌急叫面白紅，發作如人將捕狀，安神大青鎮驚靈。

【注】小兒心、肝熱盛，偶被驚邪所觸，因而神氣潰亂，遂成癇証。發時吐舌急叫，面色乍紅乍白，悚惕不安，如人將捕之狀。先服大青膏，次服鎮驚丸，則癇自定矣。

4、痰癇

痰癇平素自多痰，發時痰壅在喉間，氣促昏倒吐痰沫，一捻金與滾痰丸。

【注】痰癇者，因小兒平素痰盛，或偶因驚熱，遂致成癇。發時痰涎壅塞喉音，氣促昏倒，口吐痰沫。宜先服一捻金，以急下其痰；次服朱衣滾痰丸，則氣順、痰清而癇自止矣。

5、食癇

食癇食過積中脘，一時痰熱使之然，面黃腹滿吐利臭，妙聖滾痰和胃安。

【注】食癇者，其病在脾。因小兒乳食過度，停結中脘，乘一時痰熱壅盛，遂致成癇。其初面黃腹滿，吐利酸臭，後變時時發搐。宜用妙聖丹主之，痰盛者朱衣滾痰丸主之，後用清熱和胃丸理，則積滯清而驚癇定矣。

6、風癇

風癇汗出風襲經，二目青黯面淡紅，十指屈伸如數物，化風羌活牛黃寧。

【注】風癇因汗出脫衣，腠理開張，風邪乘隙而入。發時目青面紅，手如數物，治法先宜疏風解表，輕則化風丹主之；重則羌活桂枝湯主之。風兼痰者，牛黃丸主之。

五、醫學綱目

作者：樓英

朝代：明

《診法通論》

〔《難》〕經言望而知之，謂之神；聞而知之，謂之聖；問而知之者，謂之工；切脈而知之者，謂之巧，何謂也？望而知之者，望見其五色以知其病。聞而知之者，聞其五音以別其病。問而知之者，問其所欲五味以知其病所起所在也。切脈而知之者，診其寸口，視其虛實，以知其病在何臟腑也。經言以外知之曰聖，以內知之曰神，此之謂也。

〔《素》〕診法當以平旦，陰氣未動，陽氣未散，飲食未進，經脈未盛，絡脈調勻，氣脈未亂，故乃可診有過之脈。切脈動靜而視精明，察五色，觀五臟有餘不足，六腑強弱，形之衰盛，以此參伍，決死生之分。（《脈要精微論》）

〔丹〕：經曰：診脈之道，觀人勇怯，肌肉皮膚，能知其情，以為法也。凡人形長不及短，大不及小，肥不及瘦。人之色白不及黑，嫩不及蒼，薄不及濃。而況肥人濕多，瘦人火多，白者，肺氣虛；黑者，腎氣足，形色既殊，臟腑亦異，外証雖同，治法迥別。所以肥人責脈浮，瘦人責脈沉，躁人責脈緩，緩人責脈躁，不可一概觀之。

仲景云：肥人當沉今反浮，瘦人當浮今反沉，故責之。

〔《素》〕善診者，察色按脈，先別陰陽；審清濁，而知部分；視喘息，聽音聲，而知所苦；觀權衡規矩，而知病所主；按尺寸，觀浮沉滑澀，而知病所生，以治無過，以診則不失。(《陰陽應象論》)

閉戶塞牖，系之病者，數問其情，以從其意。得神者昌，失神者亡(《移精變氣論》)。

必審問其所始病，與今之所方病，而後各切循其脈，視其經絡浮沉，以上下逆從循之(《三部九候論》)。凡未診病者，必問嘗貴後賤，雖不中邪，病從內生，名曰脫榮。嘗富後貧，名曰失精。五氣留連，病有所並。醫工診之，不在臟腑，不變軀形，診之而疑，不知病名，身體日減，氣虛無精，病深無氣，洒洒然時驚，病深者以其外耗於衛，內奪於榮，良工所失，不知病情。(《疏五過論》)

〔東垣〕百病晝則增劇，夜則安靜，是陽病有餘，乃氣病而血不病也。夜則增劇，晝則安靜，是陰病有餘，乃血病而氣不病也。晝則發熱，夜則安靜，是陽氣自旺於陽分也。晝則安靜，夜則發熱煩躁，是陽氣下陷入陰中也，名曰熱入血室。晝則發熱煩躁，夜亦發熱煩躁，是重陽無陰，當亟瀉其陽，峻補其陰。夜則惡寒，晝則安靜，是陰血自旺於陰分也。夜則安靜，晝則惡寒，是陰氣上溢於陽中也。夜則惡寒，晝亦惡寒，是重陰無陽，當急瀉其陰，峻補其陽。晝則惡寒，夜則煩躁，飲食不入，名曰陰陽交錯者死矣。

〔丹〕肺主氣，其脈居右寸，脾胃命門三焦，各以氣為變化運用，故皆附焉。心主血，其脈居左寸，肝、膽、腎、膀胱，皆精血之隧道管庫，故皆附焉。男以氣成胎，則氣為之主。

女挾血成胎，則血為之主。男子病，右脈充於左者，有胃氣也，病雖重可治。女子病，左脈充於右者，有胃氣也，病雖重可治。反此者，虛之甚也。

〔《素》〕脈有陰陽，知陽者，知陰；知陰者，知陽。凡陽有五，五五二十五陽。所謂陰者，真藏也，見則為敗，敗必死也。所謂陽者，胃脘之陽也。別於陽者，知病處也。別於陰者，知死生之期。三陽在頭，三陰在手，所謂一也。別於陽者，知病忌時，別於陰者，知死生之期(《陰陽別論》。王注曰：頭謂人迎脈，在結喉兩傍一寸五分，手謂氣口脈，在手魚際之後一寸，兩者相應，俱往俱來，若引繩小大齊等者曰平人，故言「所謂一也」)。別於陽者，知病從來。別於陰者，知死生之期。(《玉機真藏論》)

〔《靈》〕氣口候陰，人迎候陽。(《四時氣論》)

〔《素》〕謹熟陰陽，無與眾謀。所謂陰陽者，去者為陰，至者為陽，靜者為陰，動者為陽，遲者為陰，數者為陽。(《陰陽別論》)

諸浮不躁者皆在陽，則為熱，其有躁者在手。但浮不躁則病在足陽脈之中，其有躁者病在手陽脈之中。) 諸細而沉者皆在陰，則為骨痛，其有靜者在足。(《脈要精微論》。沉細而躁者病生於手陰脈之中，靜者病生於足陰脈之中也。

〔《脈經》〕〔無擇〕：浮脈按之不足，舉之有餘。沉脈舉之不足，按之有餘。遲脈呼吸三至，去來極遲。數脈去來促急。(一息六七至。) 虛脈遲大而軟，按之不足，指下豁豁然空。實脈大而長，微強，按之隱指然（一曰舉按有力)。緩脈去來亦遲，小於遲（一曰浮大而軟)。緊脈數如切繩狀（一曰如轉索之無常)。洪脈極大在指下。細脈小甚，似無而有。滑脈往來前卻，流利展轉，替替然與數相似（一曰漉漉如欲脫。仲景云：翕奄沉為滑，沉為純陰，翕為正陽，陰陽和合故名曰滑。許學士云：仲景此三字論滑脈是也。翕，合也，言張而復合也。奄沉，言忽降而下也。方翕而合，俄降而下，奄謂奄忽之間，仲景論滑脈可謂諦矣)。澀脈細而遲，往來難且散，或一止復來（一曰短而止，《脈訣》云：如刀刮竹痕。

陳無擇云：如雨沾沙。弦脈舉之無有，按之如弓弦狀(弦而不大為弦，弦而大為革)。革脈有似沉伏，實大而長，微弦（陳無擇云：如按鼓皮。仲景云：弦而大)。軟脈極軟而浮細（軟，一作濡)。弱脈極軟而沉細，按之欲絕指下。結脈往來緩，時一止復來（仲景云：脈來動而中止，更來小數，中有還者反動，名曰結，陰也。脈來動而中止，不能自還，因而復動，名曰代，陰也，得此脈難治)。促脈來去數，時一止復來。芤脈浮大而軟，按之中央空，兩邊實。微脈極細而軟，或時欲絕，若有若無。動脈見於關上，無頭尾，大如豆，厥厥然動搖。

伏脈，極重指按之，著骨乃得。散脈大而散，散者氣實血虛，有表無裡。代脈來數而中止，不能自還，因而復動（脈結者生，代者死)。

上陰陽相反脈狀者，以王氏經文之脈形狀移置。如陳氏《三因》云：脈偶也。蓋浮沉相反，浮主表病屬陽，沉主裡病屬陰也。遲數相反，遲主寒並病及陽氣虛，數主熱並病及血虛也。虛實相反，虛主血氣虛，實主血氣實也。洪細相反，洪主血氣多，細主血氣少也。滑澀相反，滑主血實氣虛，澀主氣實血虛也。緩緊相反，熱主緩縱，寒主緊縮也。強革與濡弱相反，強革主虛寒，濡弱主虛熱，與緩緊同法推也。結促相反，結主陰盛，促主陽盛也。浮、數、實、緊、洪、滑、強、革、芤、散屬陽，沉、遲、虛、緩、細、澀、軟、弱、結、微、動、伏、代屬陰，後賢因別陽脈為七表，陰脈為八裡也。

浮與芤相類，弦與緊相類，滑與數相類，革與實相類，沉與伏相類，微與澀相類，軟與弱相類，緩與遲相類。

〔海藏〕氣証則飲水，血証不飲水。氣病則痲，血病則痛。無陽則厥，無陰則嘔。陰証身靜重語無聲，氣難布息，目睛不了了，鼻中呼不出，吸不入，往來口與鼻中氣冷，水漿不入，大小便不禁而止，惡寒有如刀刮。陽証身動輕語有聲，目睛了了，鼻中呼吸出入，能往能來，口與鼻中氣皆熱。

〔《診》〕兩手脈浮之俱有陽，沉之俱有陰，陰陽皆實盛者，此為沖、督之脈也。沖、督之脈者，十二經之道路也，沖督用事，則十二經不復朝於寸口，其人皆苦恍惚狂痴，不者必當猶豫有兩心也。兩手陽脈浮而細微綿綿，不可知俱有，陰脈亦復細微綿綿，此為陰蹺、陽蹺之脈也，此家曾有病鬼魅風，死苦恍惚，亡人為禍也。尺寸脈俱浮，直上直下，此為督脈，腰背強痛，不得俯仰，大人癲病，小兒風癇疾。尺寸脈俱牢（一作「芤」）。直上直下，此為沖脈，胸中有寒疝也。

〔《難》〕奇經之為病，何如？然，陽維維於陽，陰維維於陰，陰陽不能自相維，則悵然失志，溶溶不能自收持。陰蹺為病，陽緩而陰急。陽蹺為病，陰緩而陽急。沖之為病，逆氣而裡急。督之為病，脊強而厥（《素問》作「脊強反折」）。任之為病，其內苦結，男子為七疝，女子為瘕聚。帶之為病，腹滿腰溶溶若坐水中。陽維為病，苦寒熱。陰維為病，苦心痛。此奇經八脈之為病也。（《二十九難》）

〔丹〕陽滯於陰，陰滯於陽論《精要》云：陽滯於陰，脈浮、洪、弦、數。陰滯於陽，脈沉、細、弱、澀。陽滯以寒治之，陰滯以熱治之。竊詳其意，陽滯陰滯，當作熱滯寒滯，求之寒熱，固可作陰陽論，能於陰於陽分明，是於氣血，他無可言也。熱滯於氣固矣，獨無寒滯耶。寒滯於血固矣，獨無熱滯耶。何寒不能傷氣，何熱不能傷血耶。以愚觀之，氣為陽，行脈外；血為陰，行脈內。相並分派，周流循環，一身無停止，謂之脈。一呼脈行三寸，一吸脈行三寸，呼吸定息，脈共得六寸，一身通七尺五寸，行得八百一十丈。得熱則行速，為太過；得寒則行遲，為不及。五味之偏，七情之過，氣為疑滯，津液稠濃，積而久之，為飲為痰，滲入脈內，血為所亂，因而凝濁，營運泣，或為沸騰，此陰滯於陽也，正是血滯於氣也。氣病矣，或以藥助邪，病上生病，血病日增，溢出脈外，隧道隘塞，升降有妨，運化失令，此陽滯於陰也，正是氣滯於血也。病分寒熱者，當是稟受之索偏，虛邪之雜合，豈可專以陽為熱陰為寒耶。浮洪弦數，氣病之脈也，豈可遽作熱論。沉細弱澀，血病之脈也，豈可遽作寒論。此萬病之根本，豈止疥癬瘡瘍癰疽而已，幸相評其是否（胡故切，閉塞也）。

〔《素》〕寸口脈沉而堅者，曰病在中；寸口脈浮而盛者，曰病在外（《平人氣象論》。下同。海藏云：脈浮為表。浮之實大，沉之損小，是為表也。浮之實大，沉之亦然，即非表也，邪已入深矣）。脈盛滑堅者，病在外；脈小實而堅者，病在內。〔《靈》〕氣口主中，人迎主外（《禁服篇》）。人迎盛堅者，傷於寒；氣口盛堅者，傷於食。（《五色篇》）

上氣口脈謂兩手掌後手太陰之脈也，人迎脈謂挾喉兩傍足陽明之脈也。〔海〕：辨內外傷，傷風鼻中氣出粗，合口不開，肺氣通乎天地；傷食口無味，津液不納，鼻息氣勻，脾氣通乎地也。外傷一身盡熱，先太陽也，從外而之內者，先無形也。內傷手足不和，兩脅俱熱，先少陽也，從內之外者，先有形也。內外俱傷，人迎氣口俱盛，或舉按皆實大，表發熱而惡寒，腹不和而口渴，此內外兩傷也。凡診則先捫手心手背，手心熱則內傷，手背熱則外傷，次以脈別之。

〔《難》〕脈有三部九候，各有所主之。然，三部者，寸、關、尺也。九候者，浮、中、沉也。上部法天，主胸以上至頭有疾；中部法人，主膈下至臍上有疾；下部法地，主臍以下至足有疾。宜審刺之。（《十八難》）

〔《活人》〕凡初下指，先以中指端按得關位，掌後高骨為關，乃齊下前後二指，為三部脈，前指寸口也，後指尺部也。若人臂長乃疏下指，臂短則密下指。若先診寸口，浮按消息之，次中按消息之，次重按消息之，次上竟消息之，次下竟消息之，次推指外消息之，次推指內消息之。凡診脈以氣息平定方下指，以一呼一吸為一息，其一息之間，脈息四至或五至，不大不小，與所屬部分四時相應者為平和脈矣。過則為至，不及則為損，損至之脈，《難經》詳言之矣。

仲景曰：吸而微數，其病在中焦實也，當下之即愈，虛者不治。在上焦者，其吸促；在下焦者，其吸遠，此皆難治，呼吸動搖振振者不治。

〔《素》〕五臟不平，六腑閉塞之所生也。（《通評虛實論》）

〔《難》〕何以別知臟腑之病也？然，數者腑也，遲者臟也，數則為熱，遲則為寒。諸陽為熱，諸陰為寒。故以別知臟腑之病也（《九難》）。病有欲得溫者，有欲得寒者，有欲得見人者，有不欲得見人者，而各不同，其病在何臟腑？然，病欲得寒而欲得見人者，病在腑也。病欲得溫而不欲得見人者，病在臟也。何以言之？腑者陽，陽病欲得寒，又欲見人。臟者陰，陰病欲得溫，又欲閉戶獨處，惡聞人聲。故以別知臟腑之病也（《五十一難》）。臟腑發病，根本等不？然，不等也。奈何？然，臟病者，止而不移，其病不離其處。腑病者，仿佛賁響，上下行流，居處無常。（《五十二難》）

〔《素》〕帝曰：夫百病之生也，皆生於風、寒、暑、濕、燥、火以之化之變也。經言盛者瀉之，虛者補之，余錫以方士，而方士用之尚未能十全，余欲令要道必行，桴鼓相應，猶拔刺雪污，功巧神聖，可得聞乎？岐伯曰：審察病機，無失氣宜，此之謂也。帝曰：愿聞病機何如？岐伯曰：諸風掉眩，皆屬於肝。諸寒收引，皆屬於腎，諸氣郁，皆屬於肺。

諸濕腫滿，皆屬於脾。諸熱瞀，皆屬於火。諸痛痒瘡，皆屬於心。諸厥固泄，皆屬於下。

諸痿喘嘔，皆屬於上。諸禁鼓栗，如喪神守，皆屬於火。諸痙項強，皆屬於濕。諸逆沖上，皆屬於火。諸脹腹大，皆屬於熱。諸躁狂越，皆屬於火。諸暴強直，皆屬於風。諸病有聲，鼓之如鼓，皆屬於熱。諸病腫，疼酸驚駭，皆屬於火。諸轉反戾，水液混濁，皆屬於熱。諸病水液，澄徹清冷，皆屬於寒。諸嘔吐酸，暴注下迫，皆屬於熱。故《大要》曰：謹守病機，各司其屬，有者求之，無者求之，盛者責之，虛者責之，必先五勝，疏其血氣，令其調達，而致和平，此之謂也。(《至真要大論》)

上病機一十九條，實察病之要旨。而「有者求之，無者求之，盛者責之，虛者責之」一十六字，乃答篇首盛者瀉之，虛者補之之旨，而總結病機一十九條之義，又其要旨中之要旨也。河間《原病式》但用病機一十九條立言，而遺此一十六字，猶有舟，無操舟之工；有兵，無將兵之帥，不免臨病之際，湯劑誤投，致人夭折。今負逾，引經傳之旨，証其得失，其補大矣。

夫諸風病，皆屬於肝也。風木盛，則肝太過，而病化風，如木太過，發生之紀，病掉眩之類，俗謂之陽、急驚等病，治以涼劑是也。燥金勝，則肝為邪攻而病亦化風，如陽明司天，燥氣下臨，病掉振之類，俗謂之陰、慢驚等病，治以溫劑是也。諸火熱病，皆屬於心也，熱甚，則心太過，而病化火熱，如歲火太過，病譫妄狂越之類，俗謂之陽躁譫語等病，治以攻劑是也。

寒水勝，則心為邪攻，而病亦化火熱，如歲水太過，病躁悸煩心譫妄之類，俗謂之陰躁鄭聲等病，治以補劑是也。諸濕病皆屬於脾也，濕土甚，則脾太過，而病化濕，如濕勝則濡泄之類，仲景用五苓等劑去濕是也。風木勝，則脾為邪攻，而病亦化濕，如歲木太過，病飧泄之類，錢氏用宣風等劑去風是也。諸氣郁，皆屬於肺也，燥金甚，則肺太過，而病化郁，如歲金太過，甚則喘咳之類，東垣謂之寒喘，治以熱劑是也。

火熱勝，則肺為邪攻，而病亦化郁，如歲火太過，病咳喘之類，東垣謂之熱喘，治以寒劑是也。諸寒病皆屬於腎也，寒水甚，則腎太過，而病化寒，如太陽所至為屈伸不利之類，仲景用烏頭湯等劑是也。濕土氣勝，腎為邪攻，而病亦化寒，如濕氣變物，病筋脈不利之類，東垣用復煎散、健步丸等劑是也。其在太過而化之病為盛，盛者真氣也，其在受攻而化之病為虛，虛者假氣也。

故有其病化者，恐其氣之假，故有者亦必求之無，其病化者恐其邪隱於中，如寒勝化火之類，故無者亦必求之。其病之化似盛者，恐其盛之未的，故盛者亦必責之，其病之化似虛者，恐其虛之未真，故虛者亦必責之。凡一十九條病機，皆用此一十六字為法求之，庶幾補瀉不瘥也。今河間損此一十六字，但以病化有者為盛，無者為虛，而不復究其假者虛者為未備，此實智者之一失也。

〔《素》〕五氣所病，心為噫，肺為咳，肝為語，脾為吞，腎為欠為嚏，胃為氣逆為噦為恐，大腸小腸為泄，下焦溢為水，膀胱不利為癃，不約為遺溺，膽為怒，是為五病。（《宣明五氣論》）

色味當五臟，白當肺辛，赤當心苦，青當肝酸，黃當脾甘，黑當腎咸。故白當皮，赤當脈，青當筋，黃當肉，黑當骨。（《五臟生成篇》）

〔《靈》〕目赤色者病在心，白在肺，青在肝，黃在脾，黑在腎，黃色不可名者，病在胸中。（《論疾診尺篇》）

〔《素》〕五脈應象，肝為弦，心脈鉤（《難經》改鉤作大），脾脈代（《難經》改代作緩），肺脈毛（《難經》改毛作澀），腎脈石（《難經》改石作沉）。

〔《靈》〕色青者，其脈弦也。赤者，其脈鉤也。黃者，其脈代也。白者，其脈毛。黑者，其脈石。見其色而不得其脈，反得相勝之脈，則死矣。得其相生之脈，則病已矣。（《邪氣臟腑病形篇》）

〔《難》〕經言見其色而不得其脈，反得相勝之脈者，即死，得相生之脈者，病即自已，色之與脈，當參相應，為之奈何？然，五臟有五色，皆見於面，亦當於寸口尺內相應。假令色青，其脈當弦而急；色赤，其脈浮大而散；色黃，其脈中緩而大；色白，其脈浮澀而短；色黑，其脈沉濡而滑，此所謂五色之與脈當參相應也。脈數，尺之皮膚亦數；脈急，尺之皮膚亦急；脈緩，尺之皮膚亦緩；脈澀，尺之皮膚亦澀；脈滑，尺之皮膚亦滑。五臟各有聲色臭味，當於寸口尺內相應，其不相應者病也。假令色青其脈浮澀而短，若大而緩為相勝；浮大而散，若小而滑為相生也（《十三難》）。假令得肝脈，其外証善潔，面青善怒，其內証臍左有動氣，按之牢若痛，其病四肢滿閉，淋溲便難轉筋，有是者，肝也，無是者，非也。假令得心脈，其外証面赤，口干，善笑，其內証臍上有動氣，按之牢若痛，其病煩心心痛，掌中熱而，有是者心也，無是者，非也，之曰切）。假令得脾脈，其外証面黃善噫善思善味，其內証當臍上有動氣，按之牢若痛，其病腹脹滿，食不消，體重節痛，怠墮嗜臥，四肢不收，有是者，脾也，無是者，非也。假令得肺脈，其外証面白善嚏，悲愁不樂欲哭，其內証臍右有動氣，按之牢若痛，其病喘咳，洒淅寒熱，有是者，肺也，無是者，非也。假令得腎脈，其外証面黑，善恐數欠，其內証臍下有動氣，按之牢若痛，其病逆氣，小腹急痛，泄如下重，足脛寒而逆，有是者，腎也，無是者，非也。(《十六難》)

有正經自病，有五邪相干，以上經文，皆診正經自病，其五邪相干診法，附在治法門。

〔海藏〕：相合脈變（脈之相合，各有虛實，不可作一體觀之）。假令洪、弦相合，洪客弦主也。子能令母實也。弦、洪相合，弦客洪主也，母能令子虛也（洪、弦相合見於春，為子能令母實也，弦、洪相合見於夏，為母能令子虛也。又如沉、澀相合見於秋，亦子能令母實也，澀、沉相合見於冬，亦母能令子虛也，餘皆仿此）。至於手足之經亦相合。假令傷寒膀胱脈浮堅而洪者，即手足經合也（餘仿此）。

〔海〕脈不勝者，挾其子之勢也。脈弦而入金之分，非火之勢則不敢侵金之分。弦而帶數，甲經於申也。緊而帶洪，壬經於丙也。

〔《素》〕五病所發，陰病發於骨，陽病發於血，陰病發於肉，陽病發於冬，陰病發於夏，是五發也。五邪所亂，凡邪入於陽則狂，邪入於陰則痺，搏陽則為癲疾，搏陰則為喑，陽入之陰則靜，陰出之陽則怒，是為五亂。(《宣明五氣篇》)

〔《難》〕脈有陰陽之法，何謂也？然，呼出心與肺，吸入腎與肝，呼吸之間，脾受谷味也，其脈在中。浮者，陽也，沉者，陰也，故曰陰陽也。心肺俱浮，何以別之？然，浮而大散者，心也。浮而短澀者，肺也。腎肝俱沉，何以別之？然，牢而長者，肝也。按之濡，舉指來實者，腎也。脾者中州，故其脈在中，是陰陽之法也(《四難》)。脈有輕重，何謂也？

然，初持脈，如三菽之重，與皮毛相得者，肺部也。如六菽之重，與血脈相得者，心部也。

如九菽之重，與肌肉相得者，脾部也。如十二菽之重，與筋平者，肝部也。按之至骨，舉指來疾者，腎部也。故曰輕重也。(《五難》)

上以脈之輕重候五臟。

〔《素》〕尺內兩傍，則季脅也。尺外以候腎，尺裡以候腹（兩尺脈也。《脈經》左尺脈以候腎膀胱，右尺脈以候命門三焦。凡言外者皆指臂之外側，凡言內者皆指近臂筋也）。中附上，左外以候肝，內以候膈（左關脈也。《脈經》左關脈以候肝膽）。右外以候胃，內以候脾（右關脈也。《脈經》右關脈候脾胃，與經文同）。上附上，右外以候肺，內以候胸中（右寸脈也。《脈經》右寸脈以候肺大腸）。左外以候心，內以候膻中（左寸脈也。

《脈經》左寸脈以候心小腸）。前以候前，後以候後。上竟上者，胸喉中事也。下竟下者，少腹腰股膝脛足中事也。（《脈要精微論》）

《內經》以寸關尺脈候臟腑者，止於如此，至《難經》始定寸、關、尺為三部，浮、中、沉為九候，至後世但診寸、關、尺之三部，湮晦其足手面之三部，為大失也。

無擇：心部在左手寸口，屬手少陰經，與小腸手太陽經合。肝部在左手關上，屬足厥陰經，與膽足少陽經合。腎部在左手關後尺中，屬足少陰經，與膀胱足太陽經合。肺部在右手關前寸口，屬手太陰經，與大腸手陽明經合。脾部在右手關上，屬足太陰經，與胃足陽明經合。右腎部在右手尺中，屬手厥陰心包絡，與三焦手少陽經合。

〔《難》〕脈有三部，部有四經，手有太陰、陽明，足有太陽、少陰，為上下部，何謂也？然，手太陰、陽明金也，足太陽、少陰水也，金生水，水流下行而不能上，故在下部也。

足厥陰、少陽木也，生手太陽少陰火，火炎上行而不能下，故為上部。手心主少陽火，生足太陰、陽明土，土主中宮，故在中部也。此皆五行子母更相生養者也。（《十八難》）

〔東垣〕兩手攙抄於前，俱仰其手掌，左手居外，右手居裡，則木、火、土、金、水五行相序，而經綸四時之令無差忒矣。《六微旨大論》曰：顯明之右，君火之位也。君火之右，退行一步，相火治之；復行一步，土氣治之；復行一步，金氣治之；復行一步，水氣治之；復行一步，木氣治之；復行一步，君火治之，是次列五行相生之理也。

〔《素》〕帝曰：何謂三部？岐伯曰：有下部，有中部，有上部，部各有三候。三候者，有天，有地，有人也。必指而導之，乃以為真。上部天，兩額之動脈（王注云：在額兩傍動脈應手是也）。上部地，兩頰之動脈（王注云：在鼻孔下兩傍近於巨之分動脈應手）。

上部人，耳前之動脈（王注云：在耳前陷者中動應於手是也）。中部天，手太陰也（王注云：在掌後寸口中，是謂經渠動脈應手）。中部地，手陽明也（王注云：在手大指次指岐骨間，合谷之分動應於手）。中部人，手少陰也（謂掌後銳骨之端，神門之分）。下部天，足厥陰也（王注云：在足大指本節後二寸陷中，太沖之分）。下部地，足少陰也（王注云：在足內踝後跟骨上陷中，太溪之分，動應於手）。下部人，足太陰也（王注云：在魚腹上越筋間直五裡下，箕門之分，沉取動應於手。候胃氣者當取足跗之上，沖陽之分，動應於手是也）。故下部之天以候肝，地以候腎，人以候脾胃之氣。中部天以候肺，地以候胸中之氣，人以候心。上部天以候頭角之氣，地以候口齒之氣，人以候耳目之氣。九候之相應也，上下若一，不得相失，一候後則病，二候後則病甚，三候後則病危，所謂後者，應不俱也（王注曰：「俱」猶「同」也）。

手心主少陽火，生足太陰陽明土。足太陰陽明土，生手太陰陽明金。手太陰陽明金，生足太陽少陰水。足太陽少陰水，水流下而不能上，生足厥陰少陽木。足厥陰少陽木，生手太陽少陰火。手太陽少陰火，炎上行而不能下，生手心主少陽火。

三部九候皆相失者，死，上下左右之脈相應如參舂者，病甚，上下左右相失不可數者，死。中部之候雖獨調，與眾臟相失者，死。察九候獨小者，病；獨大者，病；獨疾者，病；獨遲者，病；獨熱者，病；獨寒者，病；獨陷下者，病。（以上並《三部九候論》）上以三部九候候五臟。

〔《靈》〕庭者，首面也。闕上者，咽喉也。闕中者，肺也。下極者，心也。直下者，肝也。肝左者，膽也。下者，脾也。方上者，胃也。中央者，大腸也。挾大腸者，腎也。當腎者，臍也。面王以上者，小腸也。面王以下者，膀胱子處也。顴者，肩也。顴後者，臂也。

臂下者，手也。目內上者，膺乳也。挾繩而上者，背也。循牙車以下者，股也。中央者，膝也。膝以下者，脛也。當脛以下者，足也。巨分者，股裡也。巨屈者，膝臏也。此五臟六腑肢節之部也（庭者，額中也。闕中者，兩眉之間也。下極者，兩目之間也。直下者，兩鼻而下也。

方者，鼻隧也。面王者，鼻柱之端也。蓋自額而下闕上屬首咽喉之部分也，自闕中循鼻而下鼻端屬肺、心、肝、脾、腎五臟之部分也，自目內挾鼻而下至承漿屬膽、胃、大腸、小腸、膀胱六腑之部分也，自顴而下頰則屬肩臂手之部分也，自牙車而斜下頤屬股膝脛足之部分也。經云：五臟次於中央，六腑挾其兩側，首面上於陽庭，王宮在於下極者，正謂此也）。

各有部分。有部分，用陰和陽，用陽和陰，當明部分，萬舉萬當，能別左右，是謂大道，男女異位，故曰陰陽。審察澤夭，謂之良工。沉濁為內，浮澤為外，黃赤為風，青黑為痛，白為寒，黃而膏潤為膿，赤甚者為血，痛甚為攣，寒甚為皮不仁，五色各見其部，察其浮沉以知淺深，察其澤夭以觀成敗，察其散摶以知遠近，視色上下以知病處，積神於心以知往今。故相氣不微，不知是非，屬意勿去，乃知新故，色明不粗，沉夭為甚，不明不澤，其病不甚。其色散，駒駒然未有聚，其病散而氣痛，聚未成也。

腎乘心，心先病，腎為應，色皆如是。男子色在於面王，為小腹痛，下為卵痛，其圜直為莖痛，高為本，下為首，狐疝陰之屬也。女子在於面王。為膀胱子處之病，散為痛，摶為聚，方圓左右，各如其色形。其隨而下至胝為淫，有潤如膏狀，為暴食不潔。

左為左，右為右，其色有邪，聚散而不端，面色所指者也。色者青、黑、赤、白、黃，皆端滿有別鄉。別鄉赤者，其色亦大如榆莢，在面王為不日。其色上銳，首空上向，下銳下向，在左右如法。以五色命藏，青為肝，赤為心，白為肺，黃為脾，黑為腎。肝合筋，心合脈，肺合皮，脾合肉，腎合骨也。（《五色篇》）

鼻者，肺之官也。目者，肝之官也。口唇者，脾之官也。舌者，心之官也。耳者，腎之官也。故肺病者喘息鼻張；肝病者，青；脾病者，唇黃；心病者，舌卷短顴赤；腎病者，顴與顏黑（《五閱五使篇》）。色起兩眉薄澤者，病在皮。唇青黃赤白黑者，病在肌肉。榮衛濡然者，病在血氣。目色青黃赤白黑者，病在筋。耳焦枯受塵垢，病在骨。（《衛氣失常篇》）

黃帝曰：五臟之氣，閱於面者，余已知之矣。以肢節知而閱之，奈何？岐伯曰：五臟六腑者，肺為之蓋，巨肩陷，咽喉見其外。五臟六腑者，心為之主，缺盆為之道，骨有余，以候。肝者，主為將，使之候外，欲知堅固，視目大小。脾者，主為衛，使之迎糧，視唇舌好惡，以知吉凶。腎者，主為外，使之遠聽，視耳好惡，以知其性。黃帝曰：善。愿聞六腑之候。岐伯曰：六腑胃為之海，廣骸大頸張胸，五谷乃容，鼻隧以長，以候大腸。唇濃人中長，以候小腸。目下裹大，其膽乃横。鼻孔在外，膀胱漏泄。鼻柱中央起，三焦乃約。此所以候六腑者也。（《師傳論》）

赤色小理者，心小，粗埋者，心大，無者，心高，小短舉者，心下，長者，心下堅，弱小以薄者，心脆，直下不舉者，心端正，倚一方者，心偏傾也。心小則安，邪弗能傷，易傷以憂。心大則憂不能傷，易傷於邪。心高則滿於肺中，而善忘，難開以言。心下則藏外，易傷於寒，易恐以言。心堅則藏安守固，心脆則善病消癉熱中，心端正則和利難傷，心偏傾則操持不一，無守司也。

白色小理者，肺小，粗理者，肺大，巨肩反膺陷喉者，肺高，合腋張脅者，肺下，好肩背濃者，肺堅，肩背薄者，肺脆，背膺濃者，肺端正，脅偏疏者，肺偏傾也。肺小則少飲，不病喘喝。肺大則多飲，善病胸痺喉痺逆氣。肺高則上氣肩息咳。肺下則居賁迫肺，善脅下痛。肺堅則不病咳上氣，肺脆則苦病消癉易傷，肺端正則和利難傷，肺偏傾則胸偏痛也。

青色小理者，肝小，粗理者，肝大，廣胸反者，肝高，合脅兔者，肝下，胸脅好者，肝堅，脅骨弱者，肝脆，膺腹好相得者，肝端正，脅骨偏舉者，肝偏傾也。肝小則臟安，無脅下之病。肝大則逼胃迫咽，迫咽則苦膈中，且脅下痛。肝高則上支賁切，脅為息賁。肝下則逼胃脅下空，脅下空則易受邪。肝堅則藏安難傷，肝脆則善病消癉易傷，肝端正則和利難傷，肝偏傾則脅下痛也。

黃色小理者，脾小，粗理者，脾大，揭唇者，脾高，唇下縱者，脾下，唇堅者，脾堅，唇大而不堅者，脾脆，唇上下好者，脾端正，唇偏舉者，脾偏傾也。脾小則臟安，難傷於邪也。脾大則苦湊而痛，不能疾行。脾高則引季脅而痛。脾下則下加於大腸，下加於大腸則臟苦受邪。脾堅則臟安難傷，脾脆則善病消癉易傷，脾端正則和利難傷，脾偏傾則善滿善脹也。

黑色小理者，腎小，粗理者，腎大，高耳者，腎高，耳後陷者，腎下，耳堅者，腎堅，耳薄不堅者，腎脆，耳好前居牙車者，腎端正，耳偏高者，腎偏傾也。腎小則臟安難傷。腎大則善病腰痛，不可以俯仰，易傷以邪。腎高則苦背膂痛，不可以俯仰。腎下則腰尻痛，不可以俯仰，為狐疝。腎堅則不病腰背痛，腎脆則善病消癉易傷，腎端正則和利難傷，腎偏傾則苦腰尻痛也。

五臟皆小者，少病，苦焦心，大愁憂。五臟皆大者，緩於事，難使以憂。五臟皆高者，好高舉措。五臟皆下者，好出人下。五臟皆堅者，無病。五臟皆脆者，不離於病。五臟皆端正者，和利得人心。五臟皆偏傾者，邪心而善盜，不可以為人平，反覆言語也。

肺應皮，皮濃者大腸濃，皮薄者大腸薄，皮緩腹裡大者大腸大而長，皮急者大腸急而短，皮滑者大腸直，皮肉不相離者大腸結。心應脈，皮濃者脈濃，脈濃者小腸濃，皮薄者脈薄，脈薄者小腸薄，皮緩者脈緩，脈緩者小腸大而長，皮薄而脈波小者小腸小而短，諸陽經脈皆多紆屈者小腸結。脾應肉，肉堅大者胃濃，肉么者胃薄，肉小而么者胃不堅，肉不稱身者胃下，胃下者管約不利，肉不堅者胃緩，肉無小裡累者胃急，肉多少裡累者胃結，胃結者上管約不利也。肝應爪，爪濃色黃者膽濃，爪薄色紅者膽薄，爪堅色青者膽急，爪濡色赤者膽緩，爪直色白無約者膽直，爪惡色黑多紋者膽結也。腎應骨，密理濃皮者三焦膀胱濃，粗理薄皮者三焦膀胱薄，疏腠理者三焦膀胱緩，皮急而無毫毛者三焦膀胱急，毫毛美而粗者三焦膀胱直，稀毫毛者三焦膀胱結也。（出《本藏篇》）

黃帝問：余欲無視色持脈，獨調其尺，以言其病，從外知內，為之奈何？岐伯曰：審其尺之緩急小大滑澀，肉之堅脆，而病形定矣。視人之目窠上微癰如新臥起狀，其頸脈動，時咳，按其手足上而不起者，風水膚脹也。尺膚滑其淖澤者，風也。尺肉弱者，解安臥。脫肉者，寒熱不治，尺膚滑而澤脂者，風也。尺膚澀者，風痺也。尺膚粗如枯魚之鱗者，水飲也。尺膚熱甚脈盛躁者，病溫也。其脈盛而滑者，病且出也。尺膚寒其脈小者，泄少氣。尺膚炬然先熱後寒者，寒熱也。尺膚先寒久大之而熱者，亦寒熱也。肘所獨熱者，腰以上熱。手所獨熱者，腰以下熱。肘前獨熱者，膺前熱。肘後獨熱者，肩背熱。臂中獨熱者，腰腹熱。肘後粗以下三四寸熱者，腸中有虫。掌中熱者，腹中熱。

掌中寒者，腹中寒。魚上白肉有青血脈者，胃中有寒。尺炬然熱，人迎大者，當奪血。尺堅大脈小甚，少氣，有加，立死。(《論疾診尺篇》)

〔仲〕鼻頭色青，腹中痛，舌冷者，死。鼻頭色微黑者，有水氣。色黃者，胸上有寒。色白者，亡血也。設微赤非時者，死。其目正圓者，不治。又色青為痛，色黑為勞，色赤為風，色黃者便難也，鮮明者有留飲。言遲者，風也；搖頭言者，其裡痛也；行遲者，其表也；坐而伏者，短氣也；坐而下一膝者，必腰痛也；裡實護腹而懷卵者，必心痛也。師持脈，病患欠者，無病也。脈之因伸者，無病也。假令向壁臥，聞師到不驚，起而目盼視，若三言三止，脈之咽唾，此為詐病。假令脈自和，更言此病大重，當須服吐下藥，針灸數十百處乃愈。病者素不應食，而反暴思之，必發熱也。師曰：息搖肩者，心中堅。息引胸中上氣者，咳。息張口短氣者，肺痿吐沫。師曰：病患語聲寂然，善驚呼者，骨節間病。

語聲喑喑然不徹者，心膈間病。語聲啾啾細而長者，頭中病。

〔《脈經》〕脈一來而久住者，病在心主中治。脈二來而久住者，病在肝支中治。脈三來而久住者，病在脾下中治。脈四來而久住者，病在腎間中治。脈五來而久住者，病在肺支中治。五脈病，虛羸人得此者，死。所以然者，藥不得而治，針不得而及。盛人可治，氣全故也。

第九章　吐納技術

《本草經集注》：

人生氣中，如魚之在水，水濁則魚瘦，氣昏則人疾。邪氣之傷人，最為深重。經絡既受此氣，傳以入臟腑，臟腑隨其虛實冷熱，結以成病，病又相生，故流變遂廣。精神者，本宅身為用。身既受邪，精神亦亂。神既亂矣，則鬼靈斯入，鬼力漸強，神守稍弱，豈得不至於死乎？

南朝　梁　陶弘景

前言

人體循環系統，主要由經絡系統、代謝系統、血液循環系統、神經系統與呼吸系統等構成。它主要包括經絡、脈絡、骨骼、肌肉、皮膚和五臟（肺臟、心臟、肝臟、腎臟、脾胰臟）、六腑（胃、小腸、大腸、膀胱、膽、三焦）等循環的遞換傳輸。我們常會忽略的是，兒童之五臟六腑，成而未全，全而未壯，需賴先天元陰元陽之氣生髮、後天水穀精微之氣充養，才能逐步生長發育。

正常兒童生長時期，其五臟六腑的形和氣本已不足，但其中又以肺、脾、腎三臟不足表現尤為突出。肺主一身之氣，兒童肺臟未充，主氣功能未健，而兒童生長發育對肺氣需求較成人更為急迫。兒童初生，脾稟未充，胃氣未動，運化力弱，而兒童除了正常生理活動之外，還要不斷發育，因而對脾胃運化輸布水穀精微之氣的要求則更為迫切，故顯示脾常不足，這也是為何兒童喜歡吃糖。腎為先天之本，主藏精，初生之時，先天稟受腎氣未充，需賴後天脾胃不斷滋養，才能逐漸充盛，然由於其不敷兒童時期迅速成長所需，故腎常虛。故不論成人或兒童，皆可藉由吐納練習過程，使體內精、血、津液、臟腑、筋骨、腦髓、血脈、肌膚及體內臟腑的各種生理功能活動，使其不斷地趨向於健全狀況。

第一節　吐納六氣

南北朝時梁代陶弘景是著名的醫學家。所著《養性延命錄》中記載：「納氣有一，吐氣有六。納氣一者，謂吸也；吐氣六者，謂吹、呼、嘻、呵、噓、呬，皆出氣也。……委曲治病。吹以去熱，呼以去風，唏以去煩，呵以下氣，噓以散寒，呬以解極。」同時指出：「心臟病者，體有冷熱，吹呼二氣出之；肺臟病者，胸膈脹滿，噓氣出之；脾臟病者，體上游風習習，身癢痛悶，唏氣出之；肝臟病者，眼疼愁憂不樂，呵氣出之。」

在《河洛精蘊》中對五音五行五臟論述，六字訣與臟腑的對應關係應為：呵為舌音正對應於心火，呼為喉音正對應於脾土，吹為唇音正對應於腎水，噓、嘻為牙音正對應於肝（膽）木，噓氣為齒音正對應於肺金。嘻氣為少陽經脈，既可疏通膽經，又可疏通三焦經脈。因此，在習練六字訣中，若以治病為主要目的，可以五行相克順序練習：呵（火）→呬（金）→噓（木）→呼（土）→吹（水）→嘻（木）。若以養生為主要目的練習，則應按五行相生的順序：噓→呵→呼→呬→吹→嘻。

《審視瑤函》動功六字延壽訣：

春噓明目本持肝，夏至呵心火自閒，秋定知金肺潤，冬吹惟要坎中安，三焦嘻卻除煩熱，四季長呼脾化餐，切忌出聲聞口耳，其功尤甚保神丹。

心呵頂上連叉手（舉手則呵，反手則吸）。

呵則通於心，去心家一切熱氣，或上攻眼目，或面色紅，舌上瘡，或口瘡。故心為一身五官之主，發號施令，能使五官。故上古恬澹虛無，真氣從之，精神內守，病安從來？良以志閒而少欲，心安而不懼，形勞而不倦也。秋冬時當暖其涌泉，不傷於心君。《素書》云：足寒傷心是也。澄其心則神自清，火自降，是火降由於神之清也。心通舌，為舌之官，舌乃心之苗，為神之舍，又為血之海，故血少則心神恍惚，夢寐不寧也。冬面紅受克，故鹽多傷心血。冬七十二日，省鹽增苦，以養其心也。

肝若噓時目睜睛：噓則通肝，去肝家一切熱聚之氣。故膽生於肝，而膽氣不清，因肝之積熱，故上攻眼目大噓三十噓。一補一瀉，則眼增光，不生眼眵。故目通肝，肝乃魂之宅，夜睡眼閉，則魂歸宅，肝為目之官，秋面青受克，辛多傷肝，秋七十二日，省辛增酸，以養肝氣。

腎吹抱取膝頭平：吹則通腎，去腎中一切虛熱之氣，或目昏耳聾，補瀉得宜，則腎氣自調矣。故腎通耳，為耳之官，耳聽走精，不可聽於淫聲，大吹三十吹，熱擦腎堂，四季十八日，面黑受克，甘多傷腎。故季月各十八日，省甘增鹽，以養腎氣。

肺病氣手雙擎：則通肺，去肺家一切所積之氣，或感風寒咳嗽，或鼻流涕，或鼻熱生瘡，大幾，一補一瀉，則肺氣自然升降。肺為心之華蓋，最好清，故肺清則不生疾也。肺通鼻，為鼻之官，肺為魄之舍也。夏面白則受克，苦屬火，肺屬金，夏七十二日，省苦增辛，以養肺氣。

脾病呼時須撮口：呼則通脾，去脾家一切濁氣。故口臭四肢生瘡，或面黃脾家有積，或食冷物，積聚不能化，故脾為倉廩之官，又為血之用。故飲食不調，則不生血，四肢不動則脾困。故夜則少食睡時脾不動，以致宿食，則病生矣。脾四季之官，為意之宅，故意不可以妄動，動則浩然之氣不能清也。春面黃則受克，春七十二日，省酸增甘，以養脾氣。

三焦客熱臥嘻嘻：嘻則通膽，去膽中一切客熱之氣，故臥時常嘻，能去一身之客熱，補瀉得當，膽氣自清目不生眵，膽怕熱，四時飲食，熱者少食，上膈無積，使膽氣清爽也。

第二節 吐納方法

臟腑的內部運動和經絡的運行受人體內外不同作用力的影響，而呼氣時用不同的口型可以使唇、舌、齒、喉產生不同的形狀和位置，從而造成胸腔、腹腔不同的內在壓力，影響不同的臟腑的氣血運行，以激發人體中肉眼看不到的循環，讓身體發揮正常的生理功能。根據世界衛生組織統計，人類的疾病 63%可以運用身體之潛能或循環治癒，21%需靠藥物治療，其餘 16%則無法治療。

吐納的方法應特別注意的是，氣息通過喉、舌、齒、牙、唇時與嘴型的變化密切相關。六種嘴型產生特定的六種氣息運動方式，進而對內氣與相應的臟腑功能產生影響。習練時還要掌握好「先出聲，後無聲」的原則。習練者在初學時可採用吐氣出聲的方法，在練習熟練以後，可逐漸過渡為吐氣輕聲，漸至勻細柔長最後吐氣無聲的狀態。唐代養生及著名醫藥學家孫思邈《四季行工養生歌》:「春噓明目木扶肝，夏至呵心火自閑，秋呬定致金肺潤，腎吹惟要坎中安，三焦嘻卻除煩熱，四季長呼脾化餐。切忌出聲聞口耳，共功尤勝保神丹。」這就將六字訣與四季養生結合起來了。

陶弘景與孫思邈的吐氣出聲法主要應用於治療疾病，吐氣無聲法則是治病與養生相結合並向保健應用轉變。傳統六字訣文獻中對呼吸法的介紹主要為「鼻吸口吐」、吐氣有聲或無聲上，對呼吸方法則沒有具體論述。作者實際體驗則為:「站立平穩放鬆，仰臥心平氣和，吐吸耳不聞聲；默念呼氣收腹，鼻吸合唇隆腹，吐吸六次調息。」正如東晉著名養生家葛洪所說：「明吐納之道者，則為行氣，足以延壽矣；知屈伸之法者，則為導引，可以難老矣。」

第三節　吐納時辰

傳統醫學認為人與宇宙是息息相關的一個整體，人體實際上是宇宙的縮影，自然界的一切變化都與人體內活動緊密相關。自然界的年、季、日、時週期變化，影響著人們的生理、病理相應的週期變化。而人體除固體、液體流動系統外，還存在氣體和場質流動系統，分別由經絡穴位系統和大腦神經系統器官承擔。現代社會把一天分為二十四小時，傳統醫學則分為十二個時辰，並用十二地支代表，每個時辰與十二經脈有相對應關係。

十二經脈是氣血運行的主要通道，與體內臟腑有直接的絡屬關係。其循行的走向、交接、分佈、表裡關係及流注次序有一定的規律。例如，手三陰由胸走手。手三陽由手走頭。足三陽由頭走足。足三陰由足走腹。手三陽經止於頭部，足三陽經起於頭部。手、足三陽在頭部交接，所以是「頭為諸陽之會」。所謂「氣血迎時而至為盛，氣血過時而去為衰，瀉時乘其盛，補則隨其去，逢時為升，過時為闔」，因此在特定的時辰，去疏通在這個時辰氣血為盛的經絡，或在此時辰休養調理臟器，就能收到事半功倍的效果。這就是經絡、臟腑，時辰的關係。

亥時（21 點至 23 點）：三焦 戌時（19 點至 21 點）：心包經 酉時（17 點至 19 點）：腎經	子時（23 點至 1 點）：膽經 丑時（1 點至 3 點）：肝經 寅時（3 點至 5 點）：肺經
申時（15 點至 17 點）：膀胱經 未時（13 點至 15 點）：小腸經 午時（11 點至 13 點）：心經	卯時（5 點至 7 點）：大腸經 辰時（7 點至 9 點）：胃經 巳時（9 點至 11 點）：脾經

一、手厥陰心包經戌時（19 點至 21 點）

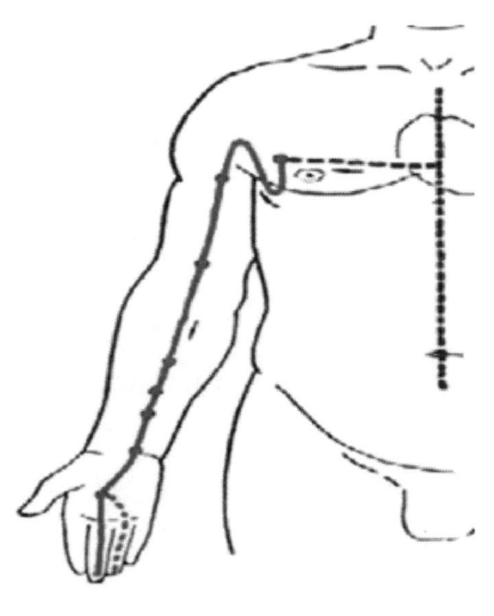

手厥陰心包絡之脈，起於胸中，出而外行天池穴，屬心包絡之經也。內行下膈，歷絡三焦者，散布於腹之上、中、下也。其支者，循胸中出腋下三寸，即天池穴處也。從天池循內至天泉，從天泉穴行手太陰、手少陰兩脈之間，入肘內曲澤穴，下臂行兩筋之間，門、間使、內關、大陵四穴，入掌中勞宮穴，從勞宮循中指出其端，中沖穴也。其本支之別支，別行掌中，循小指次指之端，以交於手少陽三焦經也。《刺灸心法要訣》

心包為心之外膜，附有脈絡，氣血通行之道。心包經主瀉、主血，晚餐後休息時間，如果應酬過食，即易生亢熱，使胸中煩悶、噁心欲吐；此時可搓揉中指或按壓內關穴，即可緩解上焦之熱，或做甩手運動，可引濁氣下行，使胸中舒暢。

二、手少陽三焦經亥時（21 點到 23 點）

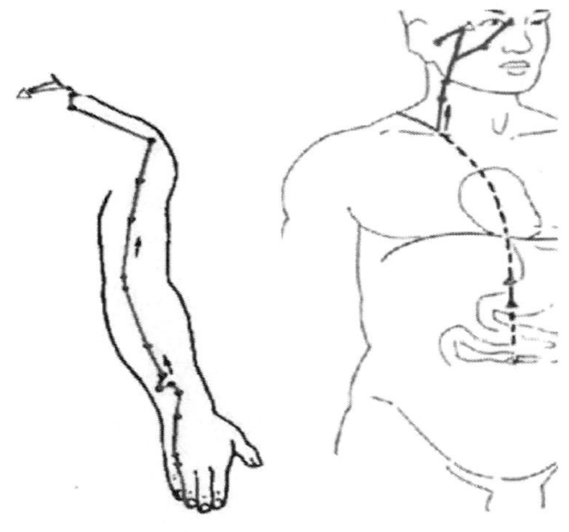

手少陽三焦之脈，起於手小指次指外側之端關沖穴，從關沖上出兩指之間液門、中渚穴，循手腕表陽池穴也。從陽池出臂外兩骨之間，外關、支溝、會宗、三陽絡、四瀆、天井等穴，上貫肘，清冷淵穴也，從清冷淵穴循臂外，上肩循消濼、會、肩、天穴，從天穴而交出足少陽經之後，入缺盆，布膻中，散絡心包，下膈內而循行之分，皆屬三焦經也。其支者，從膻中上外出缺盆，上項天牖穴，從天牖穴循系耳後翳風、脈、顱息穴，從顱息直上出耳上角角孫穴、絲竹空穴也。由角孫、絲竹空穴繞耳以屈下至和、耳門穴也。其本支之別，支者從耳後出走耳前，過足少陽經客主人穴之前，交頰至目銳之外，以交於足少陽膽經也。《刺灸心法要訣》

在亥時睡眠，百脈可得到調養。三焦經主氣，為人體血氣運行的要道，上肢運動不靈活及水腫病・都是三焦經管的範圍。因此睡眠時注意勿長時間偏向同一側，以免出現痺症。腎臟容易水腫的人，睡前勿喝太多水。應吃酸味、紅色之品，例如當歸、枸杞子，或當歸補血湯或酸棗仁湯來保養。

三、足少陽膽經子時（23 點至 1 點）

足少陽膽經之脈，起於目之銳瞳子穴，循聽會客主人穴，上抵頭角頷厭穴也。從頷厭循懸顱、懸厘、曲鬢、率谷，折而下行於耳後之天沖、浮白、竅陰、完骨等穴；折外上行至眉頭之本神、陽白、臨泣、目窗、正營、承靈、腦空等穴；循頸至風池穴，過手少陽經天牖穴之前，至肩上本經之肩井穴；從肩井穴卻交出於手少陽之後，入缺盆處也。其支者，從耳後入耳中，出走耳前至目銳後，此一小支之脈，行於頭之無穴處也。又其支者，別銳下手陽明之大迎穴，合手少陽抵於下，加頰車，下頸合缺盆穴，以下入胸中，貫膈絡肝，屬膽，循脅裡，出氣街，散布臟腑，外繞毛際，橫入髀厭中環跳穴也。其支者，從缺盆下腋淵液穴；從淵液穴循胸輒筋穴也。從輒筋、日月穴過季脅至京門穴；從京門循行帶脈、五樞、維道、居，下合髀厭中環跳穴也。從環跳穴以下循髀陽風市穴，從風市循行中瀆、陽關，出膝外廉陽陵泉穴也。從陽陵泉穴循行陽交、外丘、光明等穴，下外輔骨之前陽輔穴也。從陽輔穴直下抵絕骨之端懸鐘穴；從懸鐘下出外踝之前丘墟穴；從丘墟穴循足跗上臨泣穴也。從臨泣入小指次指之間俠溪、竅陰穴也。其支者，別跗上入大指之間，循大指岐骨內，出其端，還貫爪甲出三毛，以交於足厥陰肝經也。《刺灸心法要訣》

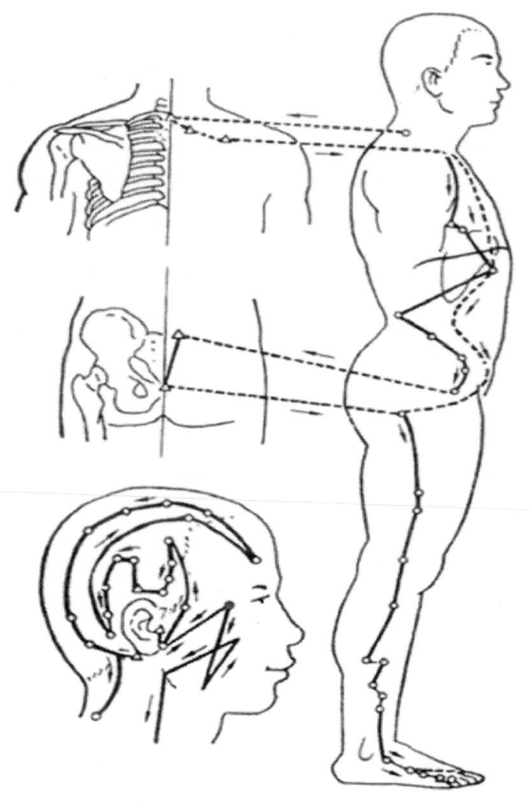

肝之餘氣，泄於明膽，聚而成精。膽汁排毒代謝。膽經引導人體陽氣下降入於腎，如果常熬夜，膽火容易上逆，肝腎也會生病。此時如尚未眠，應服能收濇斂神之藥物或食品，如山茱萸、芍藥、柏子仁、酸棗仁等。

四、足厥陰肝經丑時（上午 1 點至 3 點）

足厥陰肝經之脈，起於足大指聚毛之際大敦行間穴，從行間上循足跗上廉太沖穴，從太沖穴去內踝一寸，至於中封穴也。從中封穴循行內踝五寸，入於蠡溝穴也。從蠡溝上踝七寸中都穴，上內踝八寸，交出於足太陰陰經之後，上踝內廉，膝關曲泉穴也。從曲泉循股陰陰包五裡穴，入於毛中之陰廉穴，過陰器入抵小腹，上行於章門穴，從章門循行期門穴，從期門內行，俠胃，屬肝，絡膽，上貫膈，布脅肋，散布於臟腑，循喉嚨之後，上入頏顙，連目系，上額，與督脈會於顛也。其有一支者，不上會於顛，但從目下頰裡環唇內。又一支復從肝別貫膈，上注於肺，以交於手太陰肺經也。《刺灸心法要訣》

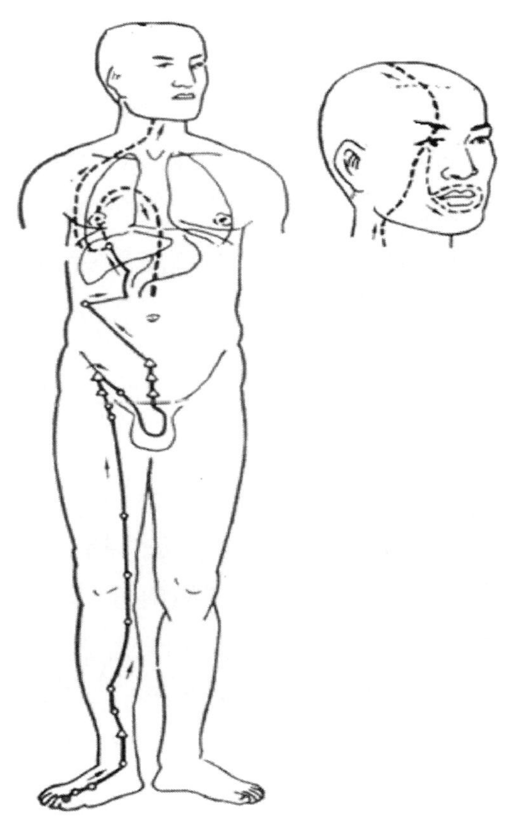

肝藏血。人躺臥時才能使血回流肝臟。丑時未能入睡，易生肝病，晚上最好十點上床，十一點以前睡著最佳。肝屬木，腎屬水，腎水不足，枯木易生風、燥熱。此外，肝主疏泄，如果過度壓抑致氣血不暢、或阻塞，容易生腫瘤；因此長保精神愉快為養肝第一重要之事。

五、手太陰肺經寅時（3 點至 5 點）

手太陰肺經之脈，起於中焦者，言起於任脈中脘穴也。下絡大腸，還循胃口者，謂本經之絡，散布流行，下則絡於大腸，還上而循胃口，非上膈屬肺直行之經也。夫經絡流行，循還無端。故手太陰之脈，必自足厥陰經之支者期門穴，循行中脘穴，上膈屬肺，以交於手太陰肺經也。從肺系橫出腋下，至於中府、雲門穴，下循於內天府、俠白穴；從俠白行少陰心主經脈之前，下行肘中尺澤穴；從尺澤循臂內上骨下廉孔最穴，從孔最入寸口列缺、經渠、太淵穴；從太淵上魚（句）入魚際穴；從魚際出大指之端少商穴而終焉。其支者從腕後直出，循行次指內廉出其端，以交於手陽明大腸經也。《刺灸心法要訣》

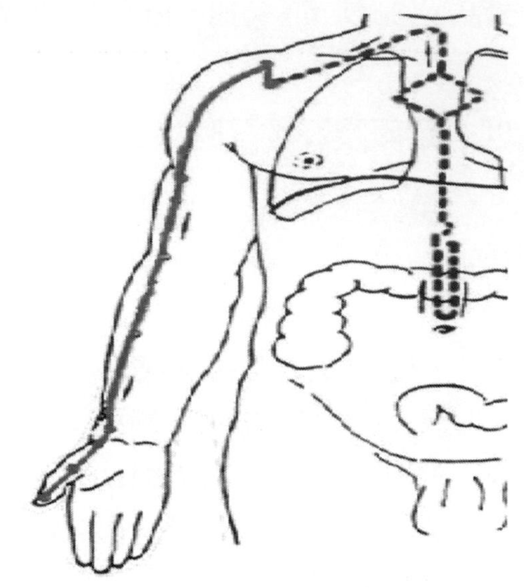

肺朝百脈。肝在丑時將新鮮血液提供給肺，通過肺送往全身。寅時，有肺病者常會劇咳或哮喘而醒。由於氣血正好循行至肺，因此肺部功能不好的人（如氣喘、肺氣腫患者）常在此時咳嗽、呼吸困難。保養之道可在清晨醒來，尚未開口時，吃補肺食品，如銀耳、羅漢果、沙參、甜杏仁、百合、梨等。

六、手陽明大腸經卯時（5 點到 7 點）

手陽明大腸經之脈，起於大指次指內廉之端。出於大指者，謂出於大指少商穴也，本經之絡。其支者，直出於次指之端，以交於手陽明大腸經之商陽穴，故曰：起於大指次指之端也。從商陽穴循食指上廉，二間、三間穴也。從三間穴循出兩骨之間，合谷穴也。從合谷上兩筋之間，陽溪穴也。從陽溪穴循臂上廉至偏歷、溫溜、下廉、上廉、三裡穴也。從三裡穴入肘外廉，曲池穴也。從曲池穴上外前廉，肘、五裡、臂穴也。從臂穴上肩，肩穴也。從肩穴出骨之前廉，巨骨穴也。從巨骨穴上出於柱骨之會上，言會於督脈之大椎穴也；自督脈大椎穴入交足陽明胃經之缺盆穴。絡肺下膈屬大腸者，謂其支從缺盆上頸，復循本經之天鼎穴，貫頰至扶突穴也。從扶突穴入下齒中禾穴，從禾穴還出挾口交人中——左之右，右之左——上挾鼻孔迎香穴而終，以交於足陽明胃經也。《刺灸心法要訣》

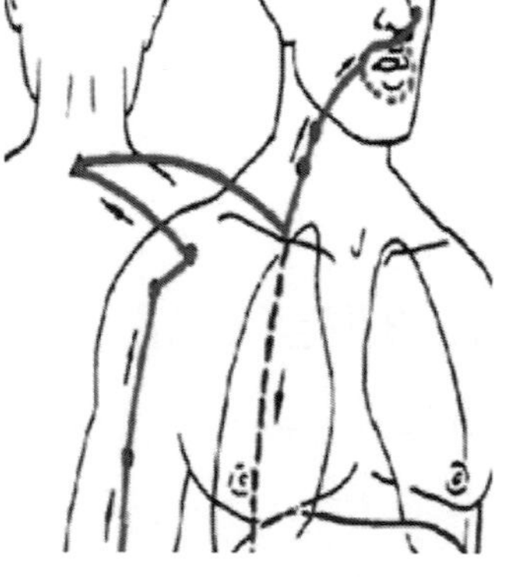

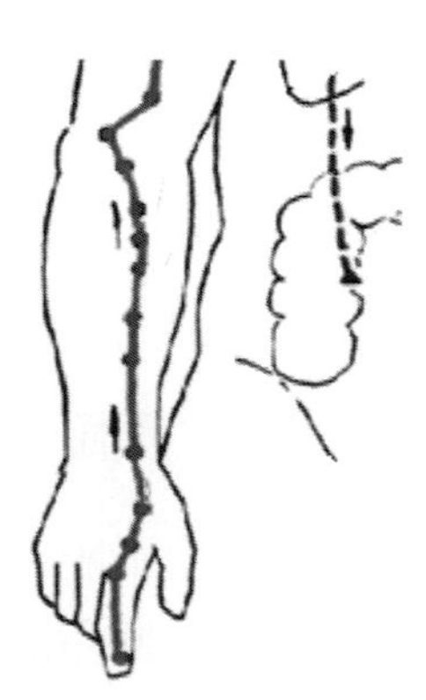

卯時大腸蠕動，排毒渣滓出；肺與大腸相表裡。氣血循行至大腸系統，因此有人此時習慣性腹痛，拉肚子，稱「五更瀉」或「天明瀉」，這是命門火衰造成大腸經不能升提而致腹瀉，須補腎：若平時感口乾舌燥，而且失眠、多夢、眨眼，則為肝火旺，也常導致大腸病，易引起便秘。經常為便秘所苦的人，可多吃水果或竹筍、香蕉、紅白蘿蔔、牛蒡、柚子、海帶、黃豆、糙米等，較有助於大腸排泄。

七、足陽明胃經辰時（7 點到 9 點）

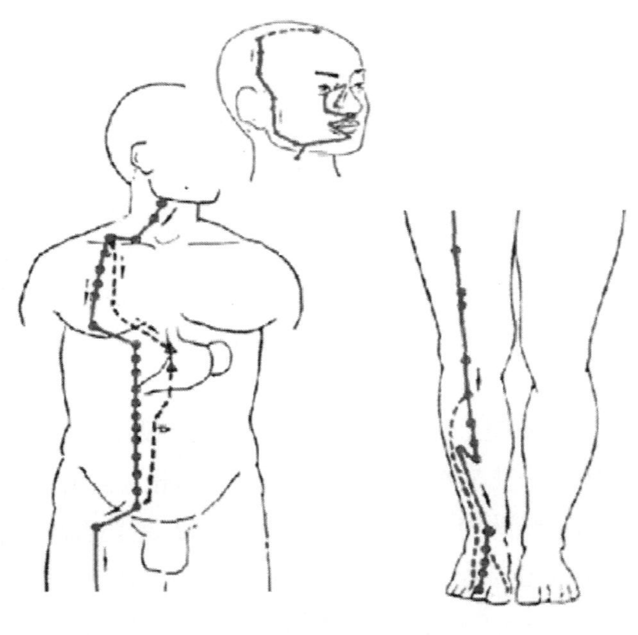

足陽明胃經之脈，起於鼻者，是謂由迎香穴上交頞中兩旁，約過足太陽脈之睛明穴，分下循鼻外，始交於足陽明之承泣、四白、巨穴也；從巨入上齒中，還出俠口之地倉穴；還繞唇下，交會任脈之承漿穴，卻循頤後下廉，復交本經之大迎穴，由大迎出循頰車穴，上行耳前，過客主人穴，合少陽經，循發際至額顱兩旁之懸顱穴、頷厭穴，復交足陽明之頭維穴下關穴。其支者，行大迎穴，從大迎前循人迎、水突穴、氣舍穴，循喉嚨入缺盆穴，下膈屬胃絡脾，散布臟腑。其直者，從缺盆穴，直行氣戶、庫房、屋翳、膺窗、乳中、乳根等穴下乳內廉、不容穴也；從不容循承滿、梁門、關門、太乙、滑肉門等穴下俠臍天樞穴也；從天樞、外陵、大巨、水道、歸來等穴，入氣街中，氣沖穴也。

其支者，起於胃口，是謂前之屬胃絡脾之支，下循腹裡，下至氣街中而合氣街穴，會沖脈上行者也；其下行本經者，髀關穴也。抵伏兔至伏兔穴下，從伏兔行陰市穴、梁丘穴，下膝臏中犢鼻穴，循足三裡上巨虛、條口、下巨虛等穴，下循脛外廉，豐隆穴也；從豐隆循解溪穴，下足跗，沖陽穴也；從沖陽行陷谷穴、內庭穴，入次趾外間也。其本支別支，一自下巨虛穴下入次趾外間；一別循跗上入大趾次趾間厲兌穴，出其端，交於足太陰脾經也。《刺心法要訣》

八、足太陰脾經巳時（9 點至 11 點）

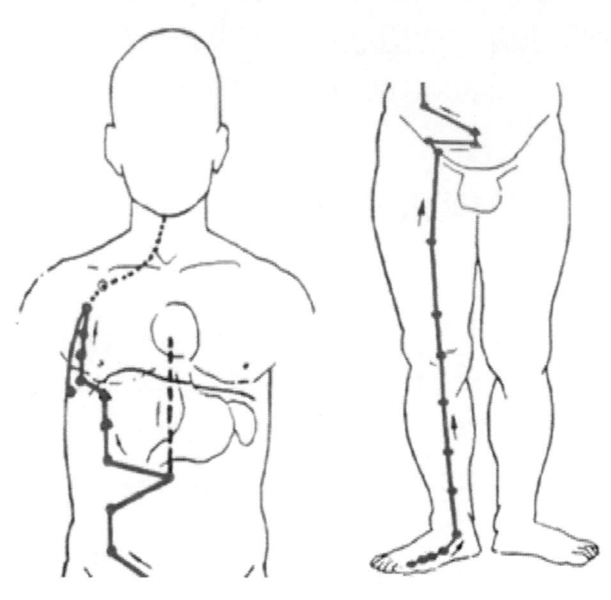

足太陰脾經之脈，起於足大趾之端隱白穴也。從隱白循指內側白肉際，大都穴也。從大都過核骨後，太白穴也。從太白循公孫穴、商丘穴，上內踝前廉，三陰交穴也。從三陰交上內循脛骨後，漏谷穴也。從漏谷交出厥陰之前，地機穴、陰陵泉穴也。從陰陵泉上膝股內前廉，血海穴、箕門穴、沖門穴也。從沖門入腹，屬脾絡胃，循行府舍、腹結、大橫、腹哀、食竇、天溪、胸鄉、周榮、大包等穴而上行咽喉，俠咽、連舌本，散舌下也。其支者，從胃之絡，別行上膈，注心中，以交於手少陰心經也。《刺灸心法要訣》

脾主運化，脾統血。脾是消化、吸收、排泄的總調度，又是人體血液的統領。脾開竅於口，其華在唇。脾的功能好，消化吸收好，嘴唇是紅潤的。脾不健康者多嘴唇蒼白，唇白通常為血氣不足，唇暗、唇紫為寒入脾經。脾屬土，主運化水穀，需靠胃的熱量來運化水濕。吃生冷食品，易傷脾、影響發育及生育。現代人常只吃菜不吃飯，或僅吃蔬菜、水果都是不夠的，菜類一定要有青、赤、黃、白、黑五色和酸、苦、甘、辛、鹹五味並重，主食則以五穀與甘甜平淡為主，而且最好只吃八分飽，節飲食養脾，才可長保健康。

九、手少陰心經午時（11 點至 13 點）

手少陰心經之脈，起於心中，出屬心系，由心系下膈，絡小腸。其經之支者，從心系上行俠咽，系目之系。其經之直者，復從心系退上通肺，行手太陰肺心主之後，下出行腋下，極泉穴也。從極泉穴循內後廉，青靈穴也。從青靈穴下肘內循臂內後廉，少海穴也。從少海穴抵掌後銳骨之端，靈道、通裡、陰、神門等穴也。從神門穴入掌內後廉，

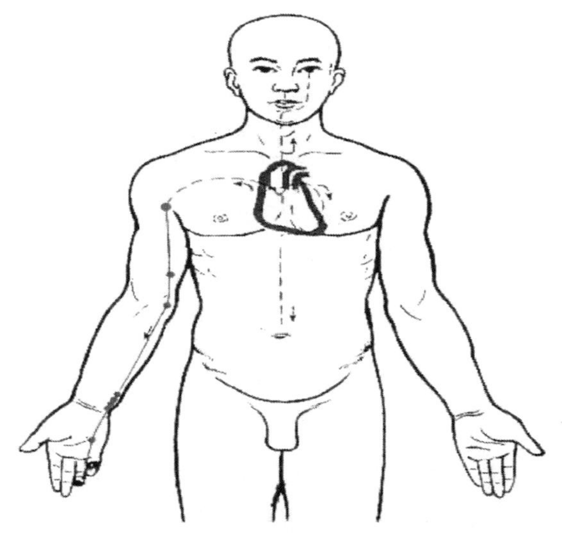

少府穴也。從少府穴循小指之內，出其端，少沖穴而終，以交於手太陽小腸經也。《刺灸心法要訣》

心主神明，開竅於舌，其華在面。心氣推動血液運行，養神、養氣、養筋。人在午時能小睡片刻，可使下午至晚上精力充沛。氣血循行至心系，循環極強，此時休息有益於心臟健康，所以中餐後稍微休息一下，可培養下午的體力。

十、手太陽小腸經未時（13 點到 15 點）

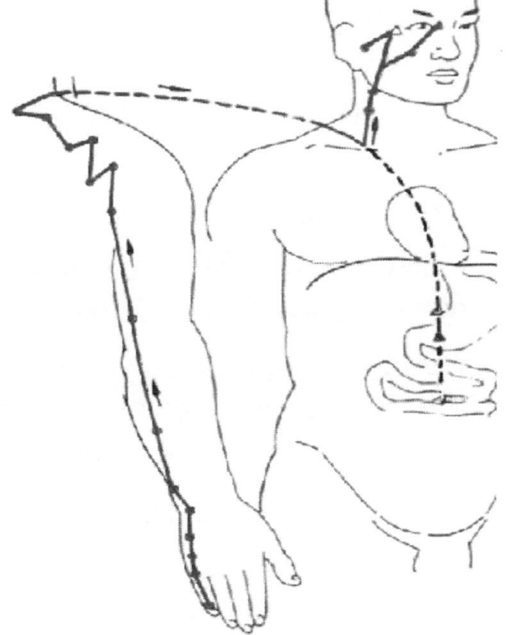

手太陽小腸之脈，從小指內側少陰之脈少沖穴循小指之端少澤穴起，循手外側前谷後溪穴，從後溪上腕至腕骨穴，從腕骨出踝中，入陽谷、養老穴也。從養老直上，循臂骨下廉，支正穴也。從支正出肘內側兩筋間，小海穴也。從小海上循外後廉，出肩解肩貞穴，繞肩胛俞穴上肩，天宗穴也。從天宗循行秉風、曲垣等穴，從肩中俞入缺盆穴，散而內行，絡心循咽下膈，抵胃屬小腸之分。其支者，從缺盆循頸入天窗、天容穴，上頰顴穴，至目銳，卻入耳中聚於聽宮穴也，其別支從頰上抵鼻，至目內，以交於足太陽經。《刺灸心法要訣》

小腸主要功能是吸收營養，負責吸收營養物質，並將纖維等不易消化之物推送至大腸以排出體外。小腸把水液歸於膀胱，糟粕送入大腸，精華上輸於脾。小腸經在未時對人一天的營養進行調整。如小腸有熱，人會咳、排屁。此時多喝水有利小腸降火。過了未時，腸胃功能進入休息階段，宜少量吃含蛋白質、脂肪和澱粉類，否則易變成脂肪堆積起來。古人言「心腹之患」，是因為小腸經與心經互為表裡，它們是一個整體，臨床上，心經的問題經常會在小腸經反映出來，例如心臟病常會以背痛、胳膊痛、牙痛方式預警，而這些疼痛區位大多是小腸經絡循行的地方。

十一、足太陽膀胱經申時（15 點至 17 點）

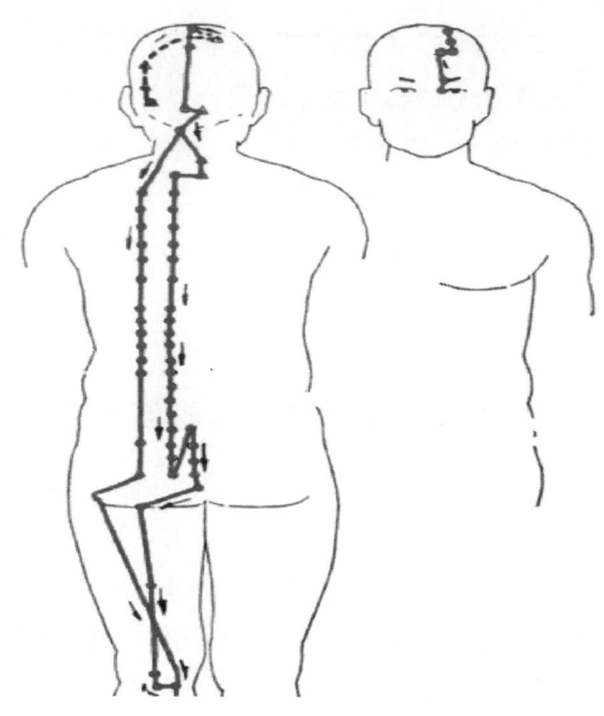

足太陽之脈，起目內睛明穴，從睛明循行攢竹、曲差、五處，上額交顛，入承光穴，從承光循行通天穴。其支者，從顛至耳上角，交於足少陽之經。其直者，從通天入絡於大杼穴，從大杼循行肩內風門穴，從風門循行肺俞穴，挾脊抵腰中厥陰俞穴，從厥陰俞穴循行心俞、膈俞、肝俞、膽俞、脾俞、胃俞、三焦俞，入循膂絡腎，從腎俞穴循行氣海俞，從腰中下挾脊大腸俞穴，從大腸俞循行關元俞、膀胱俞、中膂俞，白環俞等穴，別行上、次、中、下等穴。其支者，又復上肩髆內，從附分穴循行貫胛魄戶穴，從魄戶循行挾脊內膏肓、神堂、膈關、魂門、陽綱、意舍、胃倉、肓門、志室、胞肓等穴，過髀樞秩邊穴，從秩邊穴循髀外從後廉、承扶、浮、委陽穴，下合中委中穴，從委中循行合陽穴，從合陽下貫內承筋穴，從承筋循行承山、飛揚、附陽等穴，從附陽穴循行出外踝之後昆侖穴，從昆侖穴循行仆參、伸脈、金門等穴，循京骨即本經之京骨穴也。從京骨循行束骨、通谷穴，至小趾外側至陰穴而終，以交於足之少陰經也。《刺灸心法要訣》

申時津液足，養陰身體舒；膀胱貯藏水液和津液，水液排出體外，津液循環在體內。若膀胱有熱可致膀胱咳，且咳而遺尿。申時人體溫度較熱，陰虛的人最為突出。此時適當的活動有助於體內津液循環，喝滋陰瀉火的茶水對陰虛的人最有效。膀胱經屬水，膀胱為腎腑，腎主水。所以熬夜、房事過多致腎水不足．無法收藏陽熱，即易陰虛，導致齒搖齦萎、禿頭、頭皮屑多等各種陰虛生內熱之雜病。在此時喝杯水，除了調劑精神之外，也可補充水分、促進水液流通排放。

十二、足少陰腎經酉時（17 點至 19 點）

足少陰腎經之脈，起自足太陽小趾之下至陰穴，斜趨足心涌泉穴，出然谷穴之下，循內踝後太溪穴，從太溪別入跟中大鐘穴，從大鐘循行水泉、照海、復溜、交信穴，上腓內築賓穴也。從築賓出內廉陰谷穴，從陰谷上股內後廉橫骨穴，從橫骨內貫行脊屬腎絡膀胱也。其直者，從腎外行大赫、氣穴、四滿、中注、肓俞、商曲、石關、陰都、通谷等穴，入內貫肝與膈，外循幽門、步廊、神封、靈墟、神藏、中、俞府等穴，入肺中循循嚨，挾舌本而終。其支者，從肺出絡心，注胸中，以交於手厥陰經也。《刺灸心法要訣》

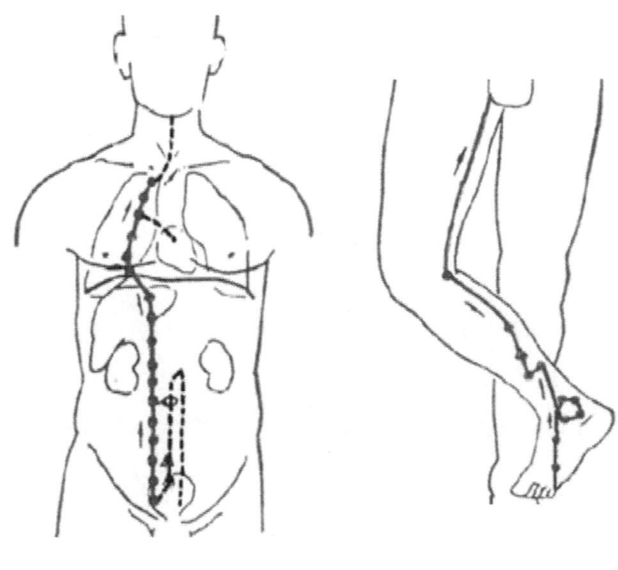

酉時腎藏精，納華元氣清；「腎藏生殖之精和五臟六腑之精。腎為先天之根。」人體經過申時瀉火排毒，腎在酉時進入貯藏精華階段。此時不適宜太強的運動量，也不適宜大量喝水。道家養生多主張「摩腎」，因為腎強即長壽，腎水不足則精神不濟。

第四節　吐納歸屬

小兒五臟病：

肝病，哭叫，目直，呵欠，頓悶，項急。

心病，多叫哭，驚悸，手足動搖，發熱飲水。

脾病，困睡，泄瀉，不思飲食。

肺病，悶亂哽氣，長出氣，氣短喘息。

腎病，無精光，畏明，體骨重。

宋　錢乙　《小兒藥証直訣》

關於吐納歸屬，《養性延命錄服氣療病篇》中有關六字訣的記載為：「凡病之來，不離五臟，事須識根，不識者勿為之耳。心臟病者，體有冷熱，吹呼二氣出之；肺臟病者，胸膈脹滿，噓氣出之；脾臟病者，體上游風習習，身癢痛悶，唏氣出之；肝臟病者，眼疼愁憂不樂，呵氣出之。」內臟系統，包括消化系統（口腔、咽頭、食道、胃、大腸、小腸、唾液腺、消化腺）、呼吸系統（鼻腔、喉痛、氣管、支氣管、肺）、泌尿系統（腎臟、膀胱、尿管、尿道）、生殖系統（精巢、卵巢、子宮），五臟屬陰、裡（六腑屬陽、表）。其六字吐納動作與臟腑治療對應關係如下：

一、肝（膽）

肝主筋，指甲為筋之餘·肝血充足，筋為之所養，指甲堅韌而光滑，有生養氣血之功能，與視覺有關。

【吐納動作】噓吐氣時，兩唇微合，嘴角略向後用力。

【吐納對應】肝火旺、肝虛、肝腫大、肝硬化，肝病引起的食欲不振，消化不良以及兩眼乾澀，眼疾，頭暈目眩等。

二、心（小腸）

心主血脈，心的氣血充足，既能充實血脈，又可使面色華潤。與舌頭有關。

【吐納動作】呵（科）吐氣時，兩唇微張，舌尖輕頂下齒。

【吐納對應】心悸、心絞痛、失眠、健忘、出汗過多、舌、體糜爛舌強語蹇等症。

三、脾胃

脾主肌肉，脾胃功能正常，則肌肉得到潤養，而口唇顯示潤澤。脾，是指脾、大小腸、三焦、膀胱整個消化系統，將飲食中的營養成分加以吸收和輸佈，並產生營氣，以生氣液，同時將食物中的廢物排出體外。

【吐納動作】呼吐氣時，口如管狀，舌向上微捲。

【吐納對應】脾虛、腹脹、腹瀉、皮膚水腫、肌肉萎縮、脾胃不和、消化不良、食欲不振、便血、女子月經病、四肢疲乏等症。

四、肺（大腸）

肺主皮毛，肺氣充足，不僅能溫潤皮膚，兼使毛髮潤澤。

【吐納動作】呬（細）吐氣時，開口張顎，舌尖輕抵下齒。

【吐納對應】外感傷風、發熱咳嗽、痰涎上湧、背痛怕冷、呼吸急促而氣短、尿頻量少等症。

五、腎

腎主骨，為收藏五臟六腑精神之處，腎氣以封藏為主，腎氣充足，則骨髓旺盛，精充則血足，髮為血之餘，精氣充足，髮黑而亮。腎為「先天之本」，又認為胞胎的形成始於腎，因此有「未有此身先有兩腎，故腎為臟腑之本，十二經之根」的說法。腎的功能有：主精，主生殖，主命門火，能溫照全身，主骨，主髓，主生血，主水，主納氣等。

【吐納動作】吹吐氣時，嘴角向後，舌尖微向上翹。

【吐納對應】腰腿無力或冷痛、目澀健忘、潮熱盜汗、頭暈耳鳴、牙動搖、髮脫落等症。

六、三焦

主氣，三焦生氣不足，則目、頰、耳後、肩、肘臂外側皆痛，甚至小指次指不能運轉。

【吐納動作】嘻（西）吐氣時，兩唇微張，面帶笑容。

【吐納對應】耳鳴、眩暈、喉、痛、咽腫、胸腹脹悶、小便不利。

附錄

一、脈訣

作者：崔嘉彥

朝代：宋

人身之脈，本乎榮衛，榮者陰血，衛者陽氣，榮行脈中。
衛行脈外，脈不自行，隨氣而至，氣動脈應，陰陽之義。
氣如橐　，血如波瀾，血脈氣息，上下循環，十二經中。
皆有動脈，手太陰經，可得而息，此經屬肺，上系吭嗌。
脈之大會，息之出入，初持脈時，令仰其掌，掌後高骨。
是謂關上，關前為陽，關後為陰，陽寸陰尺，先後推尋。
寸關與尺，兩手各有，揣得高骨，上下左右，男女脈同。
惟尺則異，陽弱陰盛，反此病至，調停自氣，呼吸定息。
四至五至，平和之則，三至名遲，遲則為冷，六至為數。
數即熱証，轉遲轉冷，轉數轉熱，在人消息，在人差別。
遲數即得，即辨浮沉，浮表沉裡，深淺酌斟，浮數表熱。
遲數裡熱，浮遲表虛，沉遲冷結，察其六部，的在何處。
一部兩經，一臟一腑，左寸屬心，合於小腸，關為肝膽。
尺腎膀胱，右寸主肺，大腸同條，關則脾胃，尺命三焦。
不特臟腑，身亦主之，上下中央，三部分齊，寸候胸上。
關候膈下，尺候於臍，直至跟踝，左脈候左，右脈候右。
病隨所在，不病者否，浮沉遲數，有內外因，外因於天。
內緣於人，天則陰陽，風雨晦明，人喜怒憂，思悲恐驚。
外因之浮，則為表証，沉裡遲寒，數則熱盛，內因浮脈。
虛風所為，沉氣遲冷，數躁何疑，表裡寒熱，風氣冷燥。
辨內外因，脈証參考，浮沉之脈，亦有當然，浮為心肺。
沉屬腎肝，脾者中州，浮沉之問，肺重三菽，皮毛相得。
六菽為心，得之血脈，脾九菽重，得於肌肉，肝與筋平。
重十二菽，惟有腎脈，獨沉之極，按之至骨，舉指來疾。

脈理浩繁，總括於四，六難七難，專衍其義，析而言之。

七表八裡，又有九道，其名乃備，浮而無力，是名芤脈。

有力為洪，形狀可識，沉而有力，其脈為實，無力微弱。

伏則沉極，脈遲有力，滑而流利，無力緩澀，退同一例。

數而有力，脈名為緊，小緊為弦，疑似宜審，合則為四。

離為七八，天機之秘，神授之訣，舉之有餘，按之不足。

泛泛浮浮，如水漂木，芤脈何似，絕類慈蔥，指下成窟。

有邊無中，滑脈如珠，往來轉旋，舉按皆盛，實脈則然。

弦如張弦，緊如細線，洪較之浮，大而力健，隱隱約約。

微渺難尋，舉無按有，便指為沉，似遲不遲，是謂之緩。

如雨沾沙，澀難而短，遲則極緩，伏按至骨，濡則軟軟。

弱則忽忽，既知七表，又知八裡，九道之形，不可不記。

諸家九道，互有去取，不可相無，可以相有，過於本位。

相引曰長，短則不及，來去乖張，形大力薄，其虛可知。

促結俱止，促數結遲，代止不然，止難回之，三脈皆止。

當審毫厘，牢比弦緊，轉堅轉勁，動則動搖，厥厥不定。

細如 線，小而有力，弦大虛芤，脈曰改革，渙漫不收。

其脈為散，急疾曰數，脈最易見，即脈求病，病無不明。

病參之脈，可決死生，然有應病，有不相應，此最宜詳。

不可執定，人安脈病，是曰行尸，人病脈和，可保無危。

中風脈浮，滑兼痰氣，其或沉滑，勿以風治，或浮或沉。

而微而虛，扶危溫痰，風未可疏，寒中太陽，浮緊而澀。

及傳而變，各狀難悉，陽明則長，少陽則弦，太陰入裡。

遲沉必兼，及入少陰，其脈遂緊，厥陰熱深，脈伏厥冷。

在陽當汗，次利小便，表解裡病，其脈實堅，此其大略。

治法之正，至於大法，自有仲景，傷寒有五，脈非一端。

陰陽俱盛，緊澀者寒，陽浮而滑，陰濡而弱，此名中風。

勿用寒藥，陽濡而弱，陰小而急，此非風寒，乃濕溫病。

陰陽俱盛，病熱之極，浮之而滑，沉之散澀，惟有溫病。

脈散諸經，各隨所在，不可指名，暑傷於氣，所以脈虛。

弦細芤遲，體狀無餘，或澀或細，或濡或緩，是皆中濕。

可得而斷，瘧脈自弦，弦遲多寒，弦數多熱，隨時變遷。
風寒濕氣，合而為痺，浮澀而緊，三脈乃備，腳氣之脈。
其狀有四，浮弦為風，濡弱濕氣，遲澀因寒，洪數熱郁。
風汗濕溫，熱下寒熨，腰痛之脈，皆沉而弦，兼浮者風。
兼緊者寒，濡細則濕，實則閃肭，指下既明，治斯不忒。
尺脈虛弱，緩澀而緊，病為足痛，或是痿病，澀則無血。
厥寒為甚，尺微無陰，下痢逆冷，熱厥脈伏，時或而數。
便秘必難，治不可錯，疝脈弦急，積聚在裡，牢急者生。
弱急者死，沉遲浮澀，疝瘕寒痛，痛甚則伏，或細或動。
風寒暑濕，氣郁生涎，下虛上實，皆暈而眩，風浮寒緊。
濕細暑虛，涎弦而滑，虛脈則無，治眩暈法，尤當審諦。
先理痰氣，次隨証治，滑數為嘔，代者霍亂，微滑者生。
澀數凶斷，偏弦為飲，或沉弦滑，或結或伏，痰飲中節。
咳嗽所因，浮風緊寒，數熱細濕，房勞澀難，右關濡者。
飲食傷脾，左關弦短，疲極肝衰，浮短肺傷，法當咳嗽。
五臟之嗽，各視本部，浮緊虛寒，沉數實熱，洪滑多痰。
弦澀少血，形盛脈細，不足以息，沉少伏匿，皆是死脈。
惟有浮大，而嗽者生，外証內脈，參考秤停，下手脈沉。
便知是氣，沉極則伏，澀弱難治，其或沉滑，氣兼痰飲。
沉弦細動，皆氣痛証，心痛在寸，腹痛在關，下部在尺。
脈象顯然，心中驚悸，脈必代結，飲食之悸，沉伏動滑。
癲癇之脈，浮洪大長，滑大堅疾，痰蓄心狂，乍大乍小。
乍長乍短，此皆邪脈，神志昏亂，汗脈浮虛，或澀或濡。
軟散洪大，渴飲無餘，遺精白濁，當驗於尺，結芤動緊。
二証之的，鼻頭色黃，小便必難，脈浮弦澀，為不小便。
便血則芤，數則赤黃，實脈癃閉，熱在膀胱，諸証失血。
皆見芤脈，隨其上下，以驗所出，大凡失血，脈貴沉細。
設見浮大，後必難治，水腫之証，有陰有陽，察脈觀色。
問証須詳，陰脈沉遲，其色青白，不渴而瀉，小便清澀。
脈或沉數，色赤而黃，燥屎赤溺，兼渴為陽，脹滿脈弦。
脾製於肝，洪數熱脹，遲弱陰寒，浮為虛滿，緊則中實。

浮則可治，虛則危急，胸痞脈滑，為有痰結，弦伏亦痞。
澀則氣劣，肝積肥氣，弦細青色，心為伏梁，沉芤色赤。
脾積痞氣，浮大而長，其色脾土，中央之黃，肺積息賁。
浮毛色白，奔豚屬腎，沉急面黑，五臟為積，六腑為聚。
積在本位，聚無定處，緊浮牢　，小而沉實，或結或伏。
為聚為積，實強者生，沉小者死，生死之別，病同脈異。
氣口緊盛，為傷於食，食不消化，浮滑而疾，滑而不勻。
必是吐瀉，霍亂之候，脈代勿訝，夏月泄瀉，脈應暑濕。
洪而數溲，脈必虛極，治暑溫瀉，分其小便，虛脫固腸。
罔或不痊，無　不痢，脈宜滑大，浮弦急死，沉細無害。
五疸實熱，脈必洪數，如或微澀，証其虛弱，骨蒸勞熱。
脈數而虛，熱而澀小，必殞其　，如汗加咳，非藥可除。
頭痛陽弦，浮風緊寒，風熱洪數，溫細而堅，氣虛頭痛。
雖弦必澀，痰厥則滑，腎厥堅實，癰疽浮數，惡寒發熱。
若有痛處，癰疽所發，脈數發熱，而疼者陽，不數不熱。
不疼陰瘡，發癰之脈，弦洪相搏，細沉而滑，肺肝俱數。
寸數而實，肺癰已成，寸數虛澀，肺痿之形，肺癰色白。
脈宜短澀，死者浮大，不白而赤，腸癰難知，滑數可推。
數而不熱，腸癰何疑，遲緊未膿，下以平之，洪數膿成。
不下為宜，陰搏於下，陽別於上，血氣和調，有子之象。
手之少陰，其脈動甚，尺按不絕，沉為有孕，少陰屬心。
心主血脈，骨為胞門，脈應於尺，或寸脈微，關滑尺數。
往來流利，如雀之啄，或診三部，浮沉一止，或平而虛。
當問月水，男女之別，以左右取，左疾為男，右疾為女。
沉實在右，浮大在右，右女左男，可以為　，離經六至。
沉細而滑，陣痛連腰，胎即時脫，血瘕弦急，而大者生。
虛小弱者，即見死形，半產漏下，革脈主之，弱即血耗。
立見傾危，診小兒脈，浮沉為先，浮表沉裡，便知其源。
大小滑澀，虛實遲　，容依脈形，以審証治，大凡婦人。
及夫嬰稚，病同丈人，脈即同例，惟有婦人，胎產血氣。
小兒驚疳，變蒸等類，各有方法，與丈夫異，要知婦孺。

貴識証形，問始之詳，脈難盡憑，望聞問切，神聖工巧。
愚者脈脈，明者了了，病脈診法，大略如斯，若乃持脈。
猶所當知，謂如春弦，夏名鉤脈，秋則為毛，冬則為石。
實強大過，病見於外，虛微不及，病決在內，四脈各異。
四時各論，皆以胃氣，而為之本，胃氣者何，脈之中和。
過與不及，皆是偏頗，春主肝木，夏主心火，脾土乘旺。
則在長夏，秋主肺金，冬主腎水，五臟脈象，與五運配。
肝脈弦長，厭匕聶匕，指下尋之，如循揄葉，益堅而滑。
如循長竿，是謂太過，受病於肝，急如張弦，又如循刀。
如按琴瑟，肝死之應，浮大如散，心和且安，累匕如環。
如循琅　，病則益數，如雞舉足，死操帶鉤，後踞前曲。
浮澀而短，藹匕如蓋，此肺之平，按之益大，病如循羽。
不下不上，死則消索，吹毛如匕，沉濡而滑，腎乎則若。
上大下銳，滑如雀啄，腎之病脈，啄啄連屬，連屬之中。
然而微曲，來如解索，去如彈石，已死之腎，在人審識。
脾者中州，平和不見，然亦可察，中大而緩，來如雀啄。
如滴漏水，脾臟之衰，脈乃見此，又有肥瘦，修長侏儒。
肥沉瘦浮，短促長疏，各分診法，不可一途，難盡者意。
難窮者理，得之於心，應之於指，勉旃小子，日誦琅琅。
造道之玄。

二、審視瑤函

作者：傅仁宇

朝代：清

前賢醫案

《雲麓漫抄》云：淮南楊吉老，儒醫也。有富翁子忽病目，視正物皆以為斜，幾案書席之類，排設整齊，必更移令斜，自以為正，以至書寫尺牘，莫不皆然，父母甚憂之，更歷數醫，皆不諳其疾。或以吉老告，遂以子往求治，既診脈後，令其父先歸，留其子，設樂開宴酬勸無算，至醉乃罷，扶病者坐轎中，使人舁之，高下其手，常令傾倒，展轉久之，方令登榻而臥，達旦酒醒，遣之歸家，前日斜視之物，皆理正之。父母躍然而喜，且詢治之之方吉老云：令嗣無他疾，醉中嘗臥，閃倒肝之一葉，搭於肺上不能下，故視正物為斜，今復飲之醉，則肺脹，展轉之間，肝亦垂下矣，藥安能治之哉？富翁濃為之酬。

《九靈山房集》云：元末四明有呂復，別號滄洲翁。深於醫道。臨川道士蕭雲泉，眼中視物皆倒植，請治於復。問其因，蕭曰：某嘗大醉，盡吐所飲酒，熟睡至天明，遂得此病。

復切其脈，左關浮促。即告之曰：嘗傷酒大吐時，上焦反覆，致倒其膽腑，故視物皆倒植，此不內外因，而致內傷者也。法當復吐，以正其膽，遂以藜蘆、瓜蒂為粗末，用水煎之，使平旦頓服，以吐為度。吐畢視物如常。

張子和治一年幼子，十餘歲，目赤多淚，眾醫無效。子和見之曰：此子目病，原為母腹中被驚得之。其父曰：孕時在臨清被兵恐。令服瓜蒂散加郁金，上涌下瀉，各去涎沫數升。

人皆笑之曰：兒腹中無病，何以吐瀉如此？至明日，了然爽明。

《道山清話》云：張子顏少卿，晚年常目光閃閃然，中有白衣人如佛像者。子顏信之彌謹，乃不食肉，不飲酒。然體瘠而多病矣。一日從汪壽卿求脈，壽卿一見大驚，不復言，但投以大丸數十，小丸千餘粒。祝曰：十日中服之當盡，卻以示報。既如期，視所見白衣人變黃，而光無所見矣。乃欲得肉食，又思飲酒。又明日，黃亦不見，覺氣體異他日矣。乃詣壽卿以告。壽卿曰：吾固知矣。公脾初受病，為肺所乘，心，脾之母也，公既多疑，心氣不固自然有所睹，吾以大丸實其脾，小丸補其心，肺為脾之子，既不能勝其母，其病自愈也。

《北夢瑣言》曰：有少年苦眩暈眼花，常見一鏡子。趙卿診之曰：來晨以魚奉候。及期延於內，從容久飢，候客退方得攀接，俄而桌上施一甌芥醋，更無他味，少年飢甚，聞芥醋香，徑啜之，逡巡再啜，遂覺胸中豁然，鏡影消無。卿曰：郎君吃眼前魚太多，無芥醋不快，又魚鱗在胸中，所以眼花。故權誑而愈其症也。

丹溪治一老人，病目暴不見物。他無所苦，起坐飲食如故，此大虛証也。急煎人參膏二斤，服二日，目方見。一醫與青礞石藥，朱曰：今夜死矣。不悟此病得之氣大虛，不救其虛而反用礞石，不出此夜必死。果至半夜死。

一少年早起，忽視物不見，熟臥片時，略見而不明，食減甚倦，脈緩大，重按散而無力意其受濕所致，詢之果臥濕地半月，遂用蒼術、白術、茯苓、黃、陳皮，少佐附子，二十劑而安。

汪石山治一婦，年逾四十兩目昏昧，咳嗽頭疼似鳴，若過飢益甚。醫治以眼科藥，反劇脈皆細弱，脾脈尤近乎弱，曰脾虛也。五臟六腑之精，皆稟受於脾，上貫於目，脾虛不能輸運臟腑精微歸明於目，故目昏腦鳴頭痛之候出矣。脾虛則肺金失養，故咳嗽形焉。醫不補脾養血，妄以苦寒治眼，是謂治標不治本也。遂用參、各錢半，麥門冬、貝母各一錢，歸身八分，陳皮、川芎各七分，升麻、柴胡、甘草各五分而安。

薛立齋治一男子，日晡兩目緊澀，服黃柏、知母之類反劇，更加便血，此脾傷不能血輸榮於目然也。遂用補中益氣湯送下六味丸而安。

給事張禹功，目赤不明，服驅風散熱之劑，反畏明重聽，脈大而虛。此由心勞過度，思慮傷脾。蓋心勞則不能生血，脾傷則不能運輸，精敗於目也。用補中益氣東加茯神、酸棗仁山藥、山茱萸、遼五味而安。後自攝不謹，復作益甚，用十全大補東加前藥而復愈。

王海藏治一女，形肥年將笄，時患目，或一月或兩月一發，每發則紅腫，如此者三年，服祛風熱藥，左目反生頑翳，從銳起遮瞳仁，右目亦生翳，自下而上。潔古云：從外走內者少陽也，從下而走上者陽明也。此少陽陽明二經有積滯也。六脈短滑而實，輕取則短澀。

遂用溫白丸，減川芎、附子三分之二，倍加膽草、黃連下之，服如東垣痞積丸法，初服二丸每日加一丸，如至大便利，則每日減一丸，復從二丸加起，忽一日瀉下黑血塊，如黑豆大而硬，自此漸愈，翳膜盡去。

攖寧生治一人，過食醋蒜豬肉煎餅，後復飲酒大醉，臥於暖坑，次日瞳神散大，視無定以小為大，以大為小，行步踏空，百治不效。予曰：瞳子散大，由食辛熱太過然也。蓋辛主散，熱助火，辛熱乘於腦中，故睛散，睛散則視物無的也。遂用芩連諸寒之藥為君，歸芎諸甘、辛為臣，五味子酸為佐，人參、甘草、天冬、地骨皮為使，柴胡為肝竅之引，百劑而安。

一婦人目翳綠色，從下而上，病自陽明來，綠非正色，殆肺合腎而為病，猶畫家以黑調白，合成諦之象，乃用瀉肺腎之藥，而以入陽明之藥為引使。

唐高宗常苦頭重，目不能視，召侍醫秦鳴鶴診之，請刺頭出血可愈，太后不欲上疾愈，怒曰：此可斬也，乃欲於天子頭刺血。上曰：但刺之，未必不佳。乃刺二穴。上曰：吾目似明矣。后舉手加額曰：天賜也。自負彩緞百匹，以賜鳴鶴。

安慶趙君玉，目暴赤腫，點洗不退，偶思戴人有云：凡病在上者，皆宜吐之。乃以茶調散涌之，一涌而目愈。君玉嘆曰：法之妙其迅如此，乃知法不遠人，人自遠法也。

孫真人在仁廟朝，治衛才人患眼疼，眾醫不能療，或用涼藥，或用補藥，加之臟腑不安上召孫。孫曰：臣非眼科，乞不全責於臣，降旨有功無過。孫乃診之，肝脈弦滑，非壅熱也，乃才人年少時人壯血盛，肝血並不相通。遂問宮人，宮人云：月經已二月不通矣。遂用通經藥。經既通，不日疾愈矣。上賜孫三十萬緡。宮人謠曰：神醫不來，雙睛難開。

許學士云：荀牧仲嘗謂予曰：有人視一物為兩，醫作肝氣盛，故一見為二，服瀉肝藥皆不驗，此何疾也？予曰：孫真人曰：《靈樞》有云：目之系上屬於腦，後出於項中。邪中於頭目，乘目之虛，其入深，則隨目系入於腦，入於腦則轉，轉則目系急，急則目眩以轉，邪中其精，所中不相比也，則精散，精散則視歧，故見兩物也。令服驅風入腦藥得愈。

丹霞朱僧氏代章宗出家，既病三陽蓄熱，常居靜室，不敢見明，明則頭疼如錐，每置水於頂上，不能解其熱，歷諸醫莫能辨其病，後治之七日而愈，其法用汗吐下三法而已，後用涼物清鎮之，平復如故。

一女子年十四歲，因恚怒，先月經不通，寒熱脅痛，後兩目生翳，青綠色從外至內。予謂寒熱脅痛，足厥陰之症也。翳從外起，足少陽風証，左關脈弦數，按之而澀，肝經風熱兼血滯也，遂以加味逍遙散加防風、龍膽草，四服，而寒熱脅痛頓減，用六味丸，月餘而翳消。

一婦人患偏頭痛五、七年，大便結燥，兩目赤腫眩運。世之頭風藥，無不服，其頭上針艾數千百矣。一日戴人診其脈，急數而有力，風熱之甚也。此頭角痛，是三焦相火之經，乃陽明燥金勝也。燥金勝乘肝，則肝氣郁，肝氣郁則氣血壅，氣血壅則上下不通，故燥結於裡尋至失明。治以大承氣湯，令河水煎二兩，加芒硝一兩，煎成，頓令分三次服，下泄如湯二十餘行，次服七宣丸、神功丸以潤之，波菱葵菜、豬羊血以滑之，三劑之外目豁然，首輕燥澤結釋而愈。

樓全善治男子，每夜至目珠連眉棱骨痛，頭亦半邊腫痛，以黃連膏等寒涼點之，益疼，諸藥不效，灸厥陰少陰，痛隨止。半月後又作，又灸又止。月餘，遂用夏枯草、香附子各二兩，甘草四錢，共為末，每食後茶清調服錢半，下咽疼即減半，七日痊愈。

子和嘗自病目，或腫或赤，羞明癮澀，百餘日不愈，忽眼科張仲安云，宜刺上星、百會攢竹、絲竹空諸穴上血出，又以草莖內兩鼻中出血，約升許，來日愈大半，三日平復如故，此則血實宜破之之法也。

禹錫云：向有崔承元為官時，治一人死罪，因囚久乃活而出之，後囚病目數年，服藥全愈，以別恙而終。一日，崔目忽病內障，苦極，喪明逾年，嘗自嘆息，囚家遂以黃連羊肝丸告，崔乃依合，服不數月，其眼復明，因傳於世。

晉范寧嘗苦目痛，就張湛求方，湛戲之曰：古方宋陽子少得其術，以授魯東門伯，次授左丘明，遂世世相傳，以及漢杜子夏，晉左太沖，凡此諸賢，並有目疾，得此方云：省讀書一，減思慮二，專視內三，簡外觀四，早起晚五，夜早眠六，丸六物，熬以神火，下以氣節蘊於胸中，七日，然後納諸方寸，修之一時，近能數其目睫，遠能視棰之餘，長服不已，非但明目且亦延年。審如是而行，不可謂之嘲戲，亦奇方也。

第五十六屆世界衛生大會 WHA56.31 決議

傳統醫學

第五十六屆世界衛生大會，憶及 WHA22.54、WHA29.72、WHA30.49、WHA31.33、WHA40.33、WHA41.19、WHA42.43 和 WHA54.11 號決議：

注意到「補充」、「替代」、「非常規」或「民間」醫藥等術語被用來涵蓋多種類型的非常規衛生服務，涉及不同水準的培訓和效益；注意到「傳統醫藥」一詞涵蓋範圍廣泛的各種治療方法和措施，各國和各區域之間的差異很大；意識到傳統、補充或替代醫藥有許多積極的特徵，傳統醫藥及其行醫者在治療慢性病和改善患有輕微病症或某些不治之症的患者的生活品質方面起到重要作用；認識到傳統醫藥知識是該知識發源地社區和國家的財產，應給予充分的尊重；注意到使用傳統醫藥面臨的重大挑戰包括缺少有組織的傳統行醫者合作網，並缺少關於傳統醫藥安全性、有效性和品質的可靠依據；需要措施以確保適當使用傳統醫藥並保護和維持其持續應用所必需的傳統知識及自然資源，以及需要對傳統行醫者進行培訓和頒發許可證；進一步注意到許多會員國已採取行動支援在其衛生服務系統中適當使用傳統醫藥：

1. 注意到世界衛生組織的傳統醫學戰略及其四項主要目標，即制定政策，提高安全性、有效性和品質，確保獲取，以及促進合理使用；
2. 敦促會員國根據既定國家立法和機制：
   (1) 酌情調整、採用和實施世界衛生組織的傳統醫學戰略，作為國家傳統醫學規劃或工作計畫的基礎；
   (2) 酌情制定和實施關於傳統醫藥及補充和替代醫藥的國家政策和條例以支持適當使用傳統醫藥並根據本國情況將其納入國家衛生保健系統；
   (3) 根據國情承認某些傳統行醫者作為初級衛生保健服務一個重要資源的作用，尤其是在低收入國家；
   (4) 制定或擴大並加強現有國家藥物安全監測系統以監測草藥及其它傳統做法；
   (5) 為傳統療法的系統研究提供充分支援；

(6) 按照符合國際義務的國家法規的規定，根據各國的情況，採取措施保護、維持並在必要時改進傳統醫藥知識及藥用植物資源以便持續地發展傳統醫藥；這類措施可酌情包括傳統醫學行醫者對醫藥配方和文本的知識產權，以及使世界知識產權組織參與制定自成一格的國家保護系統；

(7) 必要時促進和支援並根據國情確保為傳統醫學行醫者提供培訓以及（如有必要）重新培訓，並提供傳統醫學行醫者資格、認證或許可證制度；

(8) 向消費者和提供者提供有關傳統醫藥及補充和替代醫藥的可靠信息，以便促進它們的合理使用；

(9) 通過確定藥材和傳統醫藥配方的國家標準，或發表有關的專論，酌情確保草藥的安全性、效力和品質；

(10) 酌情鼓勵將草藥列入國家基本藥物清單，側重於已證實的國家公共衛生需求以及已核實的草藥安全、品質和效力；

(11) 酌情促進醫學院校中的傳統醫學教育；

3. 要求總幹事：

(1) 幫助有興趣的會員國努力制定關於傳統醫藥及補充和替代醫藥的國家政策與條例，並促進會員國之間關於國家傳統醫藥政策和管制方面的資訊交流與合作；

(2) 為檢查或確保產品的品質、效力和安全性，提供包括用於制定方法、編寫準則和促進資訊交流的技術支援；

(3) 向會員國提供技術支援，以確定使用傳統醫藥治療疾病和狀況的適應征；

(4) 與世界衛生組織合作中心一起尋找以依據為基礎的關於傳統治療方法品質、安全性、有效性和成本效益的資訊，以便就確定國家指令中應包括的產品以及國家衛生系統中使用的傳統醫藥政策建議向會員國提供指導；

(5) 酌情組織有關傳統醫藥品質控制的區域培訓班；

(6) 在與傳統醫學相關的各領域內，包括研究、保護傳統醫學知識及保護藥用植物資源，與聯合國系統其他組織和非政府組織合作。

(7) 促進世界衛生組織的傳統醫學合作中心在實施世界衛生組織傳統醫學戰略方面的重要作用，尤其是在加強研究和人力資源培訓方面；

(8) 在本組織全球、區域和國家各級調撥足夠的資源用於傳統醫學。

(9) 通過執行委員會向第五十八屆世界衛生大會報告本決議的實施進展情況。

第十次全體會議，2003 年 5 月 28 日

國家圖書館出版品預行編目

無藥可醫 / 藏東作. --臺北市 : 秀威資訊科技,
2010.06
面 ; 公分. -- (應用科學類 ; PB0009)
BOD 版
ISBN 978-986-221-505-0 (平裝)
1. 中醫 2. 保健常識
413 99010177

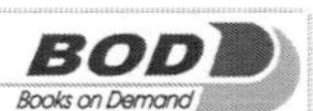

應用科學類 PB0009

無藥可醫

作　　者 / 藏　東
發 行 人 / 宋政坤
執行編輯 / 林泰宏
圖文排版 / 黃莉珊
封面設計 / 陳佩蓉
數位轉譯 / 徐真玉　沈裕閔
圖書銷售 / 林怡君
法律顧問 / 毛國樑　律師
出版印製 / 秀威資訊科技股份有限公司
台北市內湖區瑞光路 583 巷 25 號 1 樓
電話：02-2657-9211　　傳真：02-2657-9106
E-mail：service@showwe.com.tw
經 銷 商 / 紅螞蟻圖書有限公司
台北市內湖區舊宗路二段 121 巷 28、32 號 4 樓
電話：02-2795-3656　　傳真：02-2795-4100
http://www.e-redant.com

2010 年 06 月　BOD 一版
定價：350 元

讀　者　回　函　卡

感謝您購買本書，為提升服務品質，煩請填寫以下問卷，收到您的寶貴意見後，我們會仔細收藏記錄並回贈紀念品，謝謝！

1.您購買的書名：____________________________

2.您從何得知本書的消息？

□網路書店　□部落格　□資料庫搜尋　□書訊　□電子報　□書店

□平面媒體　□ 朋友推薦　□網站推薦　□其他__________

3.您對本書的評價：(請填代號　1.非常滿意 2.滿意 3.尚可 4.再改進)

封面設計____　版面編排____　內容____　文/譯筆____　價格____

4.讀完書後您覺得：

□很有收獲　□有收獲　□收獲不多　□沒收獲

5.您會推薦本書給朋友嗎？

□會　□不會，為什麼？____________________________________

6.其他寶貴的意見：____

____

____

____

讀者基本資料

姓名：____________________　年齡：______　性別：□女　□男

聯絡電話：__________________　E-mail：____________________

地址：____

學歷：□高中(含)以下　□高中　□專科學校　□大學

□研究所(含)以上　□其他________________

職業：□製造業　□金融業　□資訊業　□軍警　□傳播業　□自由業

□服務業　□公務員　□教職　□學生　□其他__________

請貼
郵票

To：114

台北市內湖區瑞光路 583 巷 25 號 1 樓

秀威資訊科技股份有限公司　　　收

寄件人姓名：

寄件人地址：□□□

(請沿線對摺寄回,謝謝!)

秀威與 BOD

BOD（Books On Demand）是數位出版的大趨勢，秀威資訊率先運用 POD 數位印刷設備來生產書籍，並提供作者全程數位出版服務，致使書籍產銷零庫存，知識傳承不絕版，目前已開闢以下書系：

一、BOD 學術著作—專業論述的閱讀延伸
二、BOD 個人著作—分享生命的心路歷程
三、BOD 旅遊著作—個人深度旅遊文學創作
四、BOD 大陸學者—大陸專業學者學術出版
五、POD 獨家經銷—數位產製的代發行書籍

BOD 秀威網路書店：www.showwe.com.tw
政府出版品網路書店：www.*gov*books.com.tw

永不絕版的故事・自己寫・永不休止的音符・自己唱